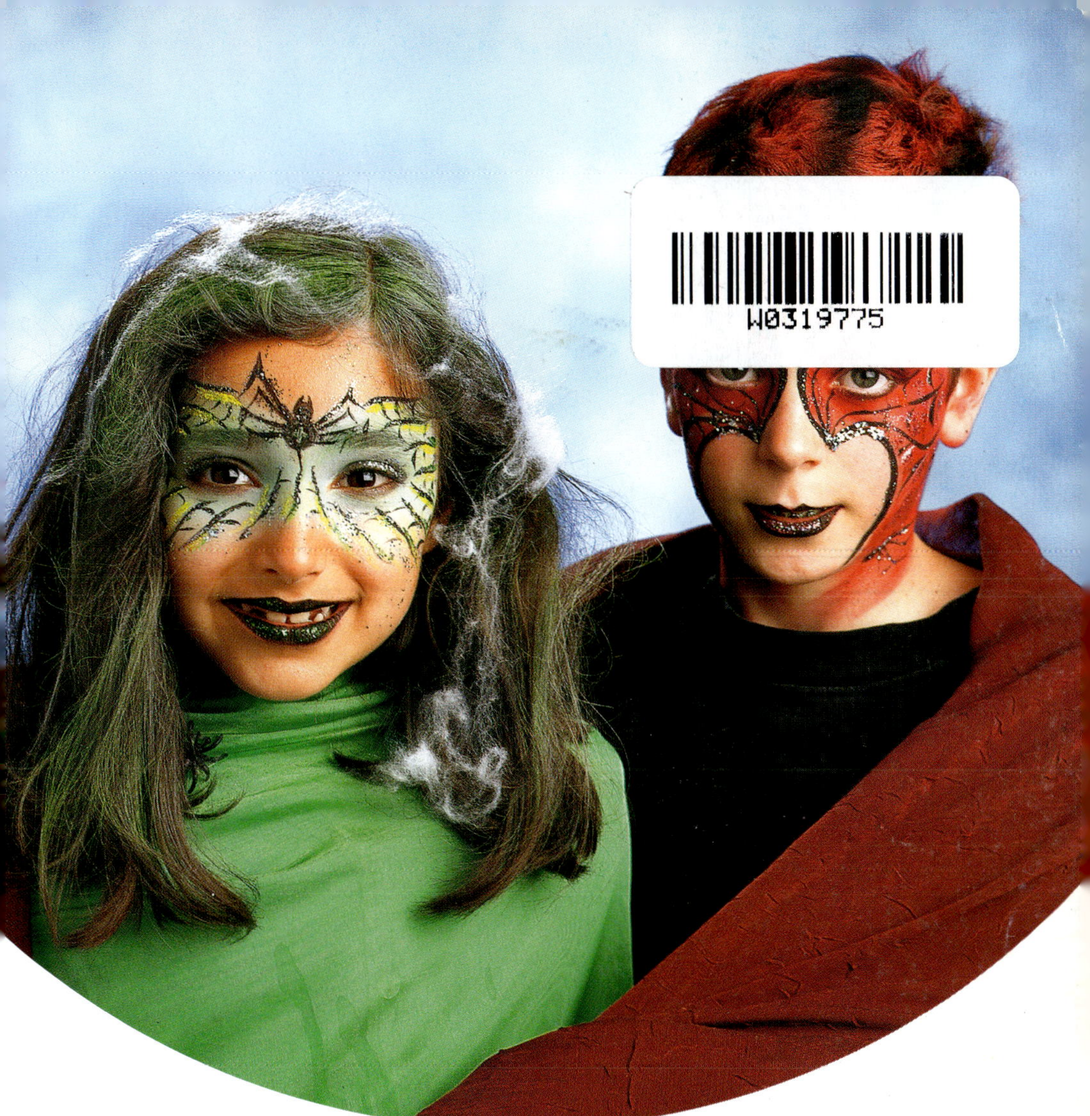

Fantasievoll schminken

Schritt für Schritt erklärt

Nicole Wolfanger-von Kleist
Ewald Schlitt

Wir danken unseren Modellen:

Kevin Freudenberg
Ana-Lena Razborsek
Christiane Valle-Herrera
Vanessa Hartinger
Nadia Michel
Nadia Barkowsky
Timo Keller
Janna Keller
Alicia Keller
Ricarda Kunz
Julia Gerlach
Francesca Ciancimino
Annika Nürnberg
Jakob Pistor
Sarah Schmitt
Dustin Burggraf
Jannick Burggraf
Janette Michel
Sarah Aslani
Sanaz Aslani
Jessica Wurzenberger
Alisa Steinhardt

Es schminkten für Sie:

Nicole Wolfanger-von Kleist
(Künstlerische Leitung)
Roksana Maurer

Ein besonderer Dank gilt dem Leiter der Theatergruppe „Pinocchio", Georgio „Baffo" Simoni, und Annette Pistor, die uns bei Ausstattung und Arrangement tatkräftig unterstützt haben.

Fotos: frechverlag GmbH, 70499 Stuttgart;
Fotostudio Karl, Limburg

Auflage:	6.	5.	4.	3.	2.	Letzte Zahlen
Jahr:	2008	2007	2006	2005	2004	maßgebend

ISBN 3-7724-3065-1 · Best.-Nr. 3065

frechverlag GmbH, 70499 Stuttgart
Druck: frechdruck GmbH, 70499 Stuttgart

Fantasievoll schminken

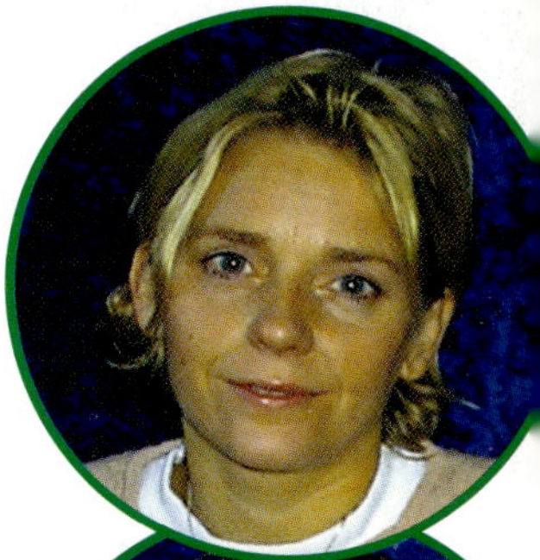

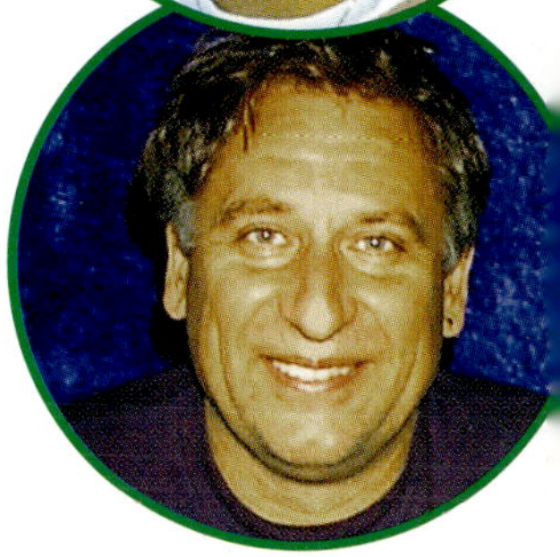

Vielfältige Ideen für aufregende Schminkmasken, Tipps und Kniffe zu den verschiedenen Schminktechniken und sorgfältig ausgewählte Arbeitsmaterialien garantieren Ihnen als Schminkkünstler viel Freude bei der Gestaltung fantasievoller Gesichter. Dieses Buch bietet eine Übersicht über Materialien und Techniken und gibt faszinierende Einblicke in die bunte Welt der Schminkideen.

Mit den praktischen Schritt-für-Schritt-Anleitungen können selbst Einsteiger leicht und schnell verblüffende Ergebnisse erzielen. Aber auch fortgeschrittene Face-Painter finden viele nützliche Anregungen und Tipps, um ihre Schminkkunst zu verfeinern und zu perfektionieren.

So werden Sie garantiert viel Freude beim Nachschminken haben und gewinnen neue Einblicke in die vielfältige Welt des Schminkens. Unsere kreativen Tipps und Anleitungen laden Sie ein, eigene Entwürfe und Schminkideen zu entwickeln. Lassen Sie Ihrer Fantasie und Kreativität einfach freien Lauf!

Ein geschicktes Händchen und viel Spaß beim Schminken wünschen Ihnen

und

Ein allgemeiner Hinweis

In diesem Buch erklären wir Ihnen das Schminken des Gesichtes Schritt für Schritt. Auf die Frisuren, die Kleidung und weitere Utensilien, die Sie bei unseren Modellen sehen, wird nur am Rande eingegangen. Lassen Sie sich einfach von unseren Vorschlägen inspirieren! Stöbern Sie in Ihrem Kleiderschrank, einer Verkleidungskiste oder im Kinderzimmer – Sie werden sicher die passende Kleidung und den geeigneten Rahmen für die geschminkten Gesichter finden.

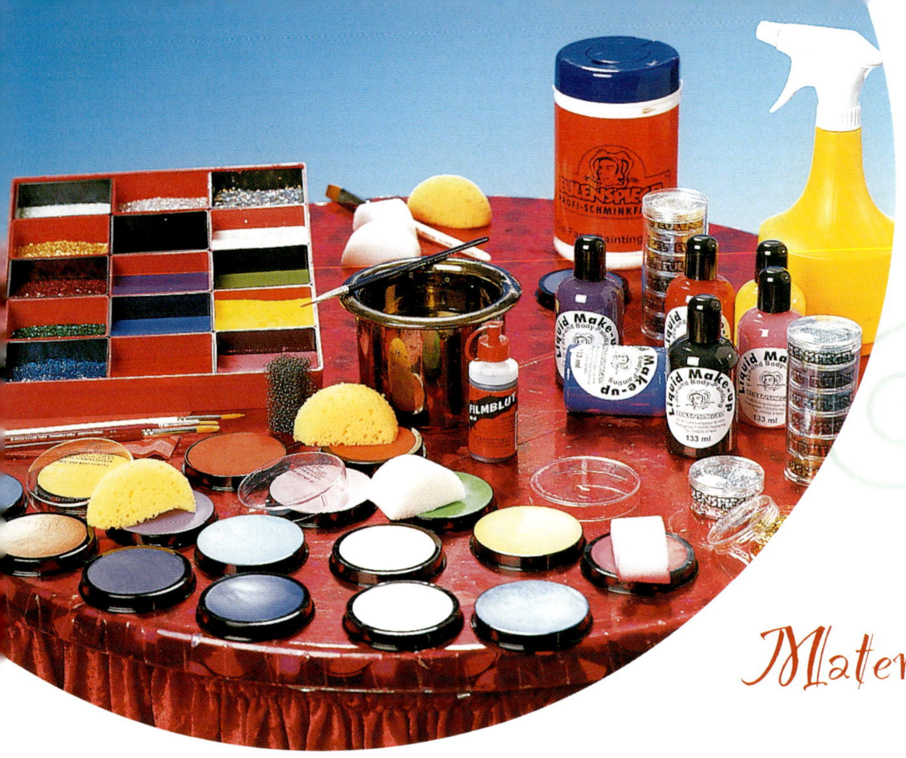

Material

Mit einem gut sortierten Schminktisch macht Ihr nächstes Schminkprojekt gleich doppelt so viel Freude. Neben größeren Mengen an weißer und schwarzer wasserlöslicher Farbe empfehlen wir, die wichtigsten Farben des Regenbogens für jede Ihrer Schminkaktionen bereitzuhalten. Wenn Sie viele Schminkmodelle erwarten, sollten Sie neben der festen Farbe, die mit einem feuchten Schwämmchen oder Pinsel in der Dose angerührt wird, die Grundfarben auch in flüssiger Form in einem Sortimentskasten auf Ihrem Schminktisch bereithalten.

Ein halbes Dutzend halbierter Schminkschwämmchen und eine Pinsel-Auswahl in verschiedenen Größen und Formen sowie ein Grundsortiment an Polyester-Glitzer runden den Arbeitstisch eines Face-Painters ab. Neben Reinigungstüchern – für eventuelles Vorreinigen des Gesichts oder für kleinere Korrekturen – und einem bruchsicheren Behältnis für Wasser zum Eintauchen der Pinsel gehört auch eine Sprühflasche (mit Dosierdüse) zum Befeuchten der Schminkschwämmchen mit zur Grundausstattung.

Wasserlösliche Schminkfarben gibt es als Einzelfarben in verschiedenen Packungsgrößen und in Dutzenden verschiedenen Farbtönen. Insbesondere die seit neustem im Fachhandel erhältlichen Perlglanz-Töne (mit einem glitzernd-glänzenden Oberflächen-Effekt) bieten überraschend neue Gestaltungsmöglichkeiten.

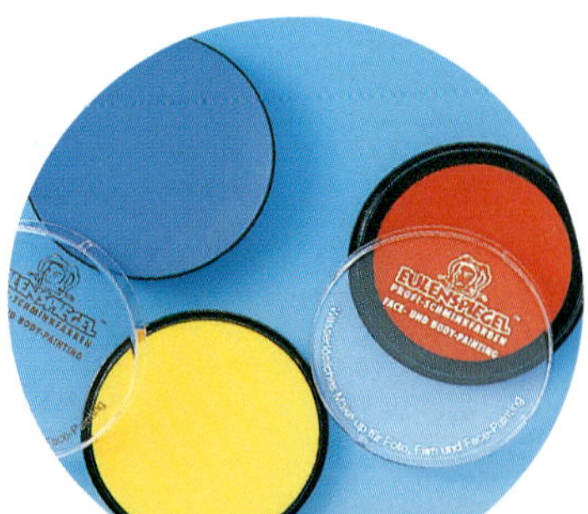

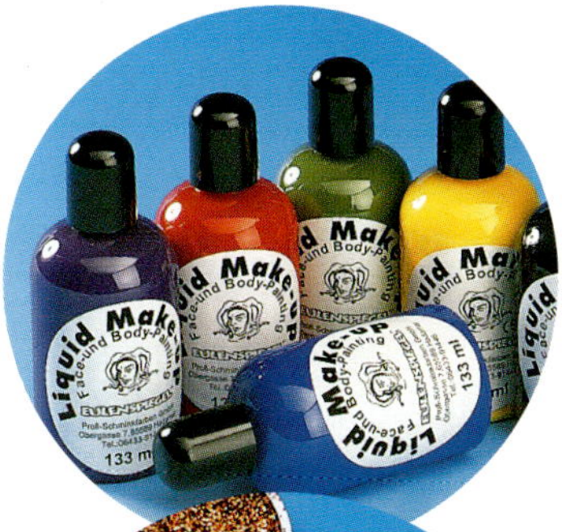

Farbkräftige Flüssigfarben beschleunigen das Auftragen von Konturen und Ornamenten. Am besten füllen Sie diese Farben vor Gebrauch aus den Flaschen in einen übersichtlichen Sortimentskasten um.

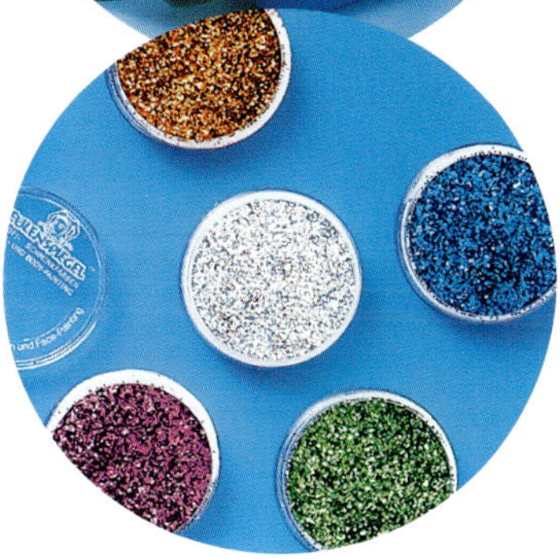

Bunte Polyester-Glitzer und holografische Juwel-Glitzer regen zu immer fantasievolleren Masken an. Der Fachhandel bietet neben mehreren Juwel-Glitzer-Tönen fast die gesamte Palette wasserlöslicher Farben auch als Glitzerfarben an.

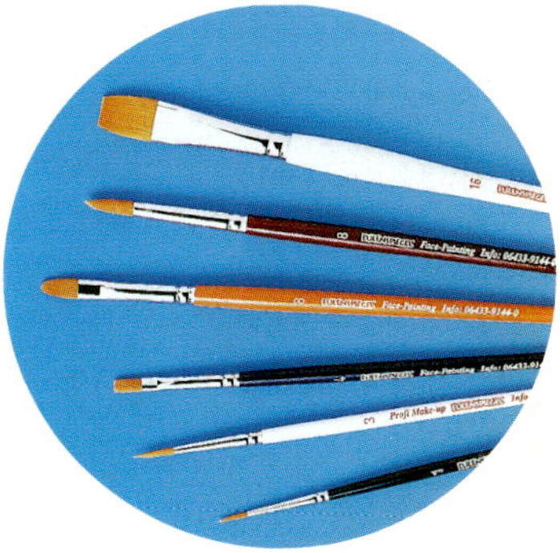

Kunstfaser-Pinsel, die besonders anpassungsfähig und haltbar sind, gehören ebenfalls zum Werkzeug eines Face-Painters. Wählen Sie selbst zwischen den verschiedenen Formen (Rund-, Katzenzungen- und Flach-Pinsel) und den Standardgrößen 1 bis 16. Als Allround-Pinsel eignet sich ein Rund-Pinsel in Größe 3 oder 4 am besten.

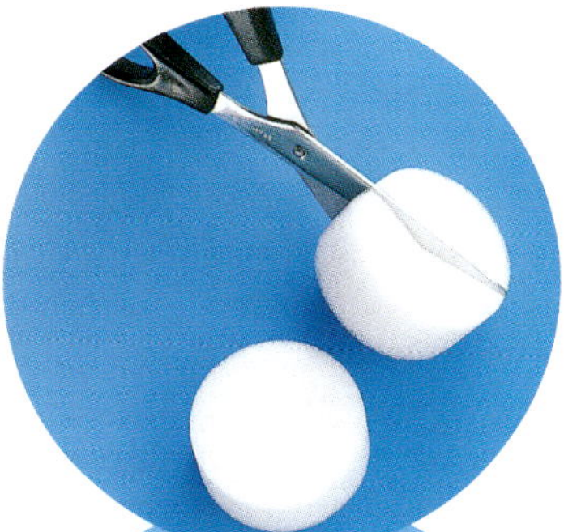

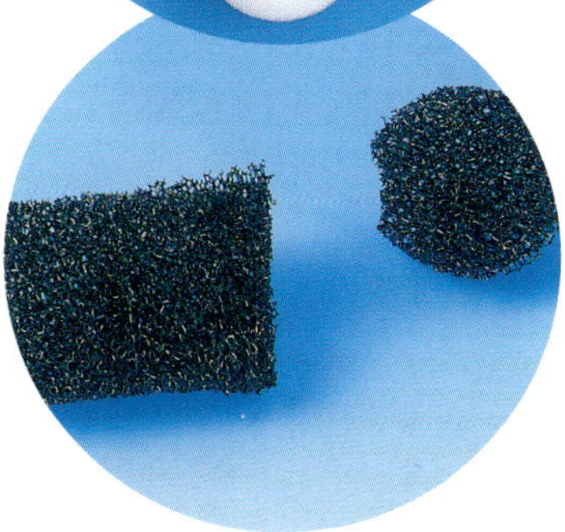

Zum Grundieren eignen sich halbierte handelsübliche Schminkschwämmchen vorzüglich.
Ganz neu am Markt sind antibakterielle Schminkschwämmchen mit offenen Poren, die das Schminken hygienischer machen.

Ebenso gehören so genannte Bartstoppelschwämme zur Basisausrüstung eines jeden Schminkkünstlers.

Unser Einsteiger-Tipp
Eine größere Auswahl an Schminkfarben-Sortimenten für einzelne Motive erleichtert den Einstieg in die Kunst des Face-Paintings.

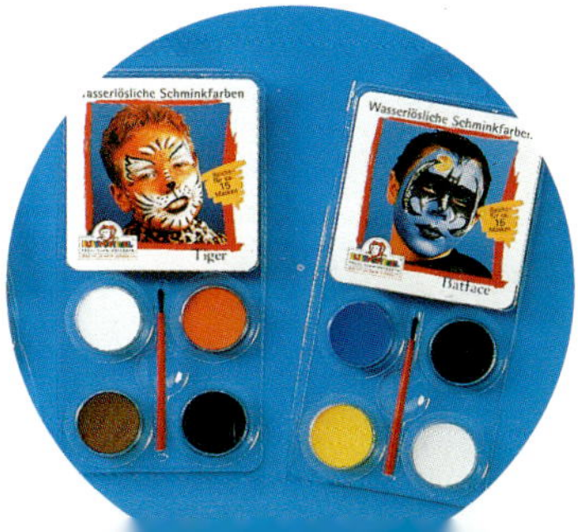

Tipps fürs Schminken

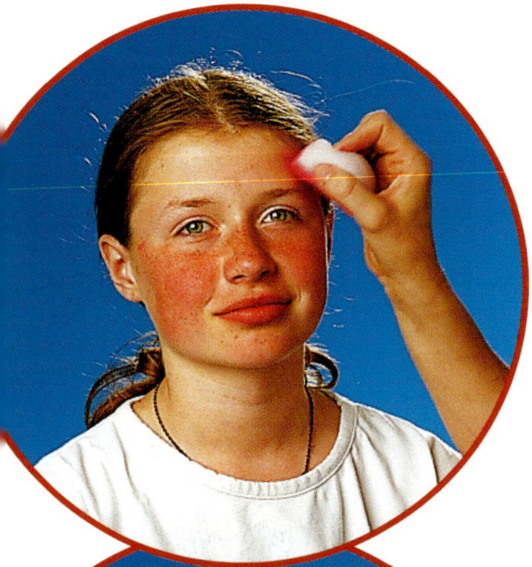

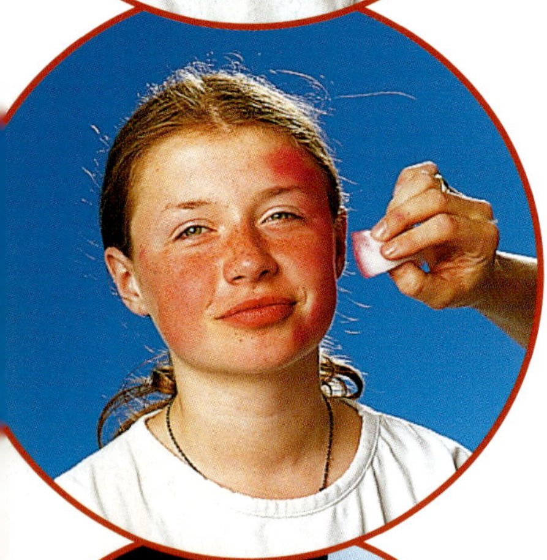

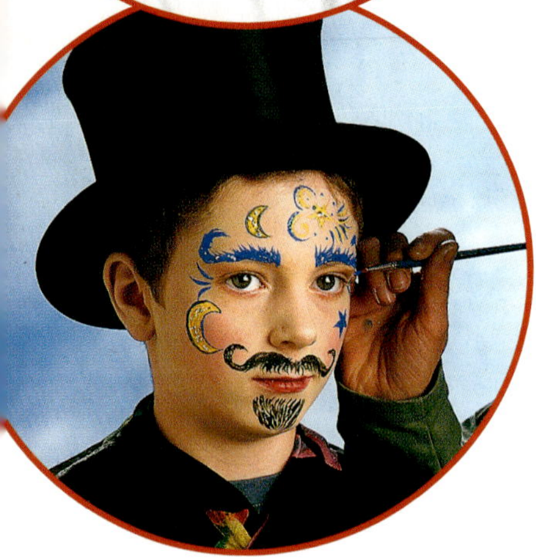

Das Grundieren

Eine gleichmäßige Grundierung ist die Basis einer jeden schönen Schminkmaske. Wenn Sie das halbierte Schminkschwämmchen an einem Ende mit einer Sprühflasche (am besten mit verstellbarer Sprühdüse) anfeuchten, vermeiden Sie Streifen und Flecken bei der Grundierung. Mit dieser Technik gelingt es Ihnen leicht, ausreichend Farbe aus dem Farbtopf aufzunehmen und diese gleichmäßig deckend aufzutragen. Eine hilfreiche Methode ist dabei das Auftupfen der Farbe, wodurch Unregelmäßigkeiten leicht ausgeglichen werden können.
Für den so genannten „Felleffekt", der für die allseits beliebten Katzenmasken Voraussetzung ist, tragen Sie die Farbe mit der Kante des halbierten Schwämmchens auf und führen dabei die Hand mit Schwung von der Gesichtsmitte nach außen.

Effektvolle Verzierungen

Für Ornamente, Schnörkel oder Schnurrhaare gilt: Je schwungvoller die Bewegung des Pinsels aus dem Handgelenk ist, desto lebendiger wirkt das jeweilige Motiv. Tragen Sie daher – auch bei Schnurrhaaren – die Farbe immer von innen nach außen auf, damit die Linien nach außen hin spitz zulaufen. Mit zunehmender Schminkerfahrung werden Sie feststellen, dass sich flüssige Farben besonders gut für diese Technik eignen. Füllen Sie daher diese Farben aus den Flaschen in einen übersichtlichen Sortimentskasten (mit einzeln herausnehmbaren Kästchen), damit Sie den Pinsel schneller und einfacher eintauchen können. Da Streuglitzer üblicherweise gleichzeitig mit der Farbe aufgetragen wird – dazu tupfen Sie mit der Farbe am Pinsel einfach in den gewünschten Glitzer – empfehlen wir Ihnen, die gebräuchlichsten Glitzer-Sorten gleich neben den Flüssigfarben zu platzieren.

Selbstverständlich können Sie auch feste Farben aus der Dose mit einem Pinsel und etwas Wasser kurz anrühren und wie Flüssigfarbe verwenden. Probieren Sie am besten beide Farbarten aus und wählen Sie die Farbe, mit der Sie am besten arbeiten können.

Glitzernde Highlights

Streuglitzer ist für jede Schminkmaske das sprichwörtliche „Salz in der Suppe".
Mit Polyester-Glitzer (nur diesen dürfen Sie im kosmetischen Bereich anwenden, keinesfalls jedoch Glas- oder Metall-Glitzer!) können Sie wundervolle Akzente setzen. Am effektvollsten ist bunter Glitzer, wenn Sie die Glitzerfarbe passend zum farbigen Untergrund Ihrer Maske wählen.
Noch prächtiger wirkt der so genannte Juwel-Glitzer, den Sie unglaublich vielseitig einsetzen können. Dieser holografische Glitzer besteht im Unterschied zu den einfarbigen Glitzersorten nicht aus eingeschlossenen Farbpigmenten, sondern entfaltet seine Farbenpracht durch Lichteinstrahlung. Neuerdings ist Juwel-Glitzer im Fachhandel auch in den Nuancen Blau, Grün, Rot und Lavendel erhältlich.
Im Allgemeinen ist Streuglitzer einem Glitzer-Gel vorzuziehen, da er einfacher und vielseitiger einsetzbar ist: Sie können den losen Glitzer zwischen zwei Finger reibend über die ganze Maske verteilen (bitten Sie Ihr Modell dabei die Augen zu schließen!) oder ihn mit einem feuchten bzw. mit Farbe behafteten Pinsel für spezielle Highlights auf bestimmte Stellen tupfen. Auch können Sie Streuglitzer mit einem Pinsel effektvoll über größere Flächen auftragen, indem Sie den Pinsel flach an das Gesicht führen und den Glitzer mit leichten Drehbewegungen rollend auftragen.

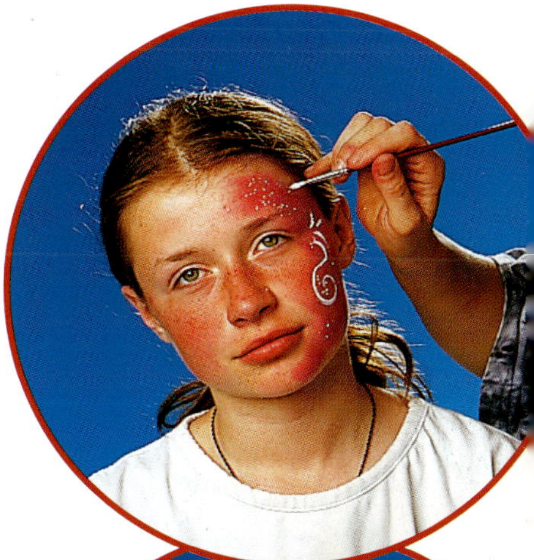

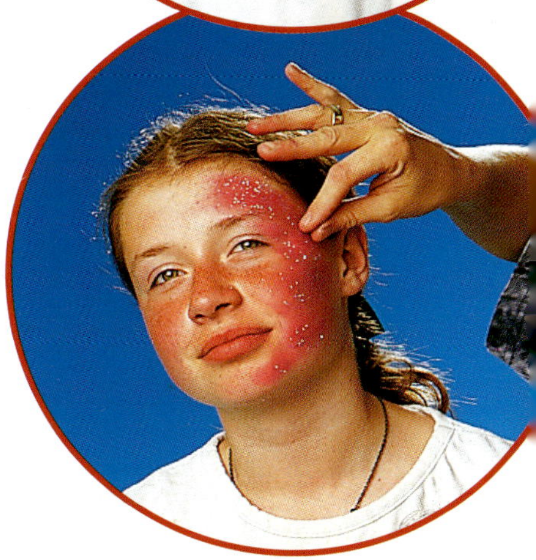

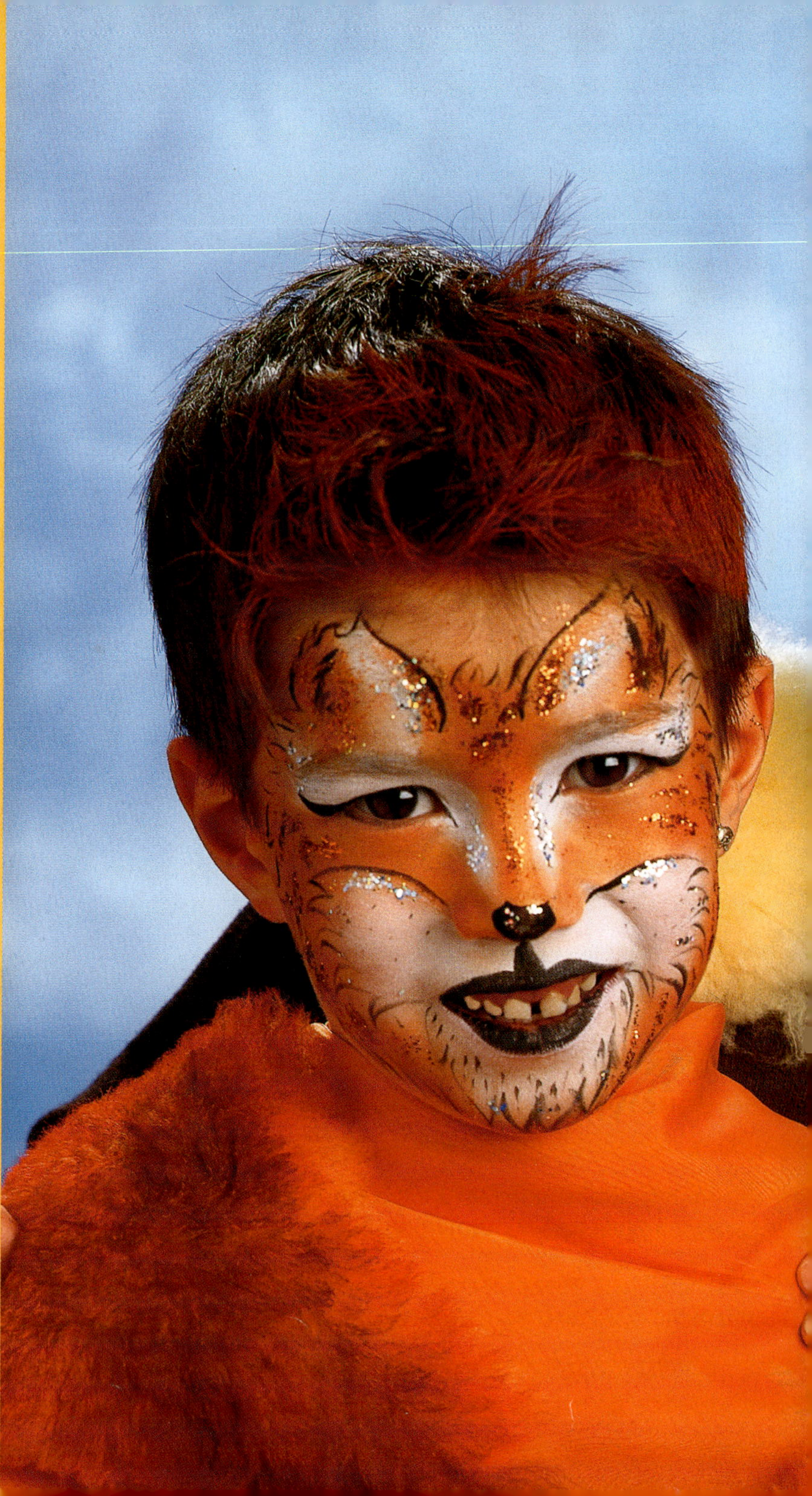

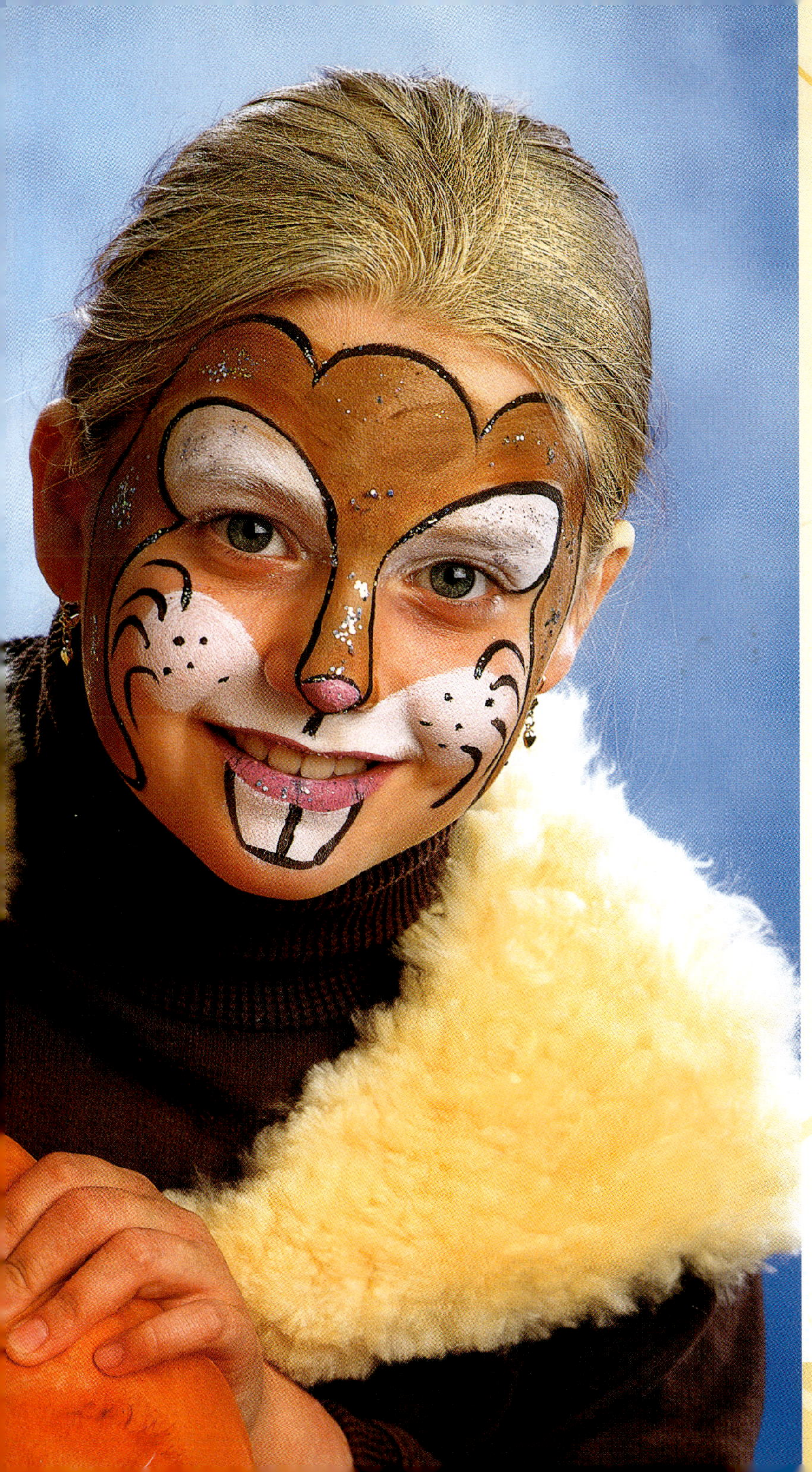

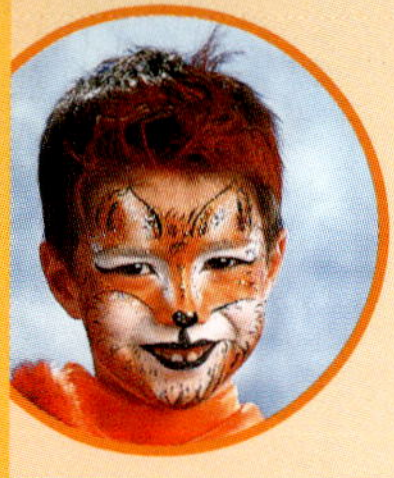

Schlauer Fuchs

1. Grundieren Sie mit einem leicht feuchten Schwämmchen zwei weiße Streifen auf die Stirn und beide Nasenflügel. Auch um die Augen sowie großflächig um Mund und Kinn tragen Sie gut deckend weiße Farbe auf.

2. Die übrigen Gesichtsflächen bedecken Sie mit einem anderen Schwämmchen in Perlglanz-Orange.

3. Malen Sie mit dem Rund-Pinsel schwarze Ohren auf die Grundierung und heben Sie die Augenpartie hervor, indem Sie die Linienführung der Wimpern seitlich verlängern. Konturieren Sie die weiße Grundierung um Mund und Kinn ebenfalls in Schwarz. Verteilen Sie feine schwarze Haare beliebig über die ganze Maske. Zum Schluss umranden Sie den Mund mit dem Katzenzungen-Pinsel in Schwarz und bemalen die Nasenspitze ebenfalls in gleicher Farbe. Färben Sie die Haarspitzen mit einem Schwämmchen in Orange.

Unser Tipp
Verwenden Sie bei dieser Maske reichlich Glitzer in den Farben Tigergold und Goldenorange sowie groben Juwel-Glitzer. Für das großflächige Auftragen eignet sich auch bei dieser Maske Streuglitzer wesentlich besser als Glitzer-Gel, welches Sie nur punktuell auftragen können.

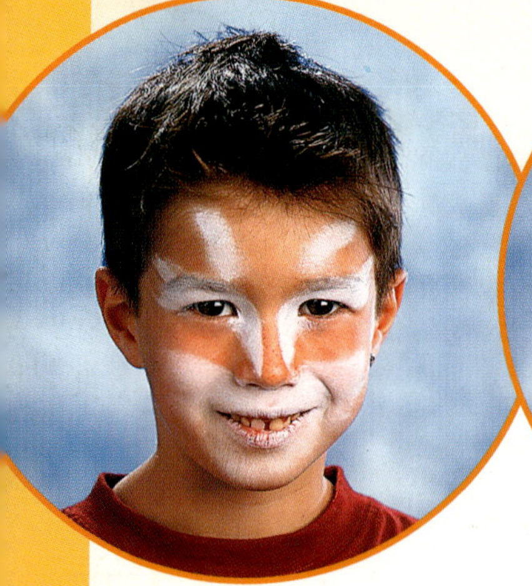

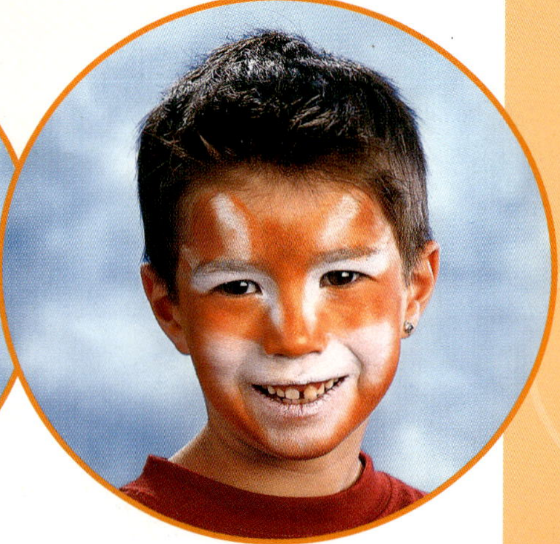

Material
- Wasserlösliche Schminkfarben: Weiß, Perlglanz-Orange, Schwarz
- Glitzer: Tigergold, Goldenorange, Juwel-Glitzer (grob)
- Pinsel: Rund-Pinsel in Größe 1, Katzenzungen-Pinsel in Größe 2
- Schminkschwämmchen

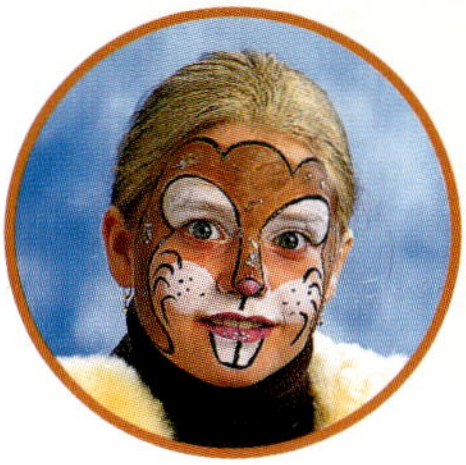

Meister Lampe

1. Mit einem feuchten Schwämmchen malen Sie abgerundete weiße Flächen um die Augen und runde „Bäckchen" auf. Füllen Sie die Flächen von der Nase zur Oberlippe sowie zwischen Unterlippe und Kinn ebenfalls mit weißer Farbe.

2. Grundieren Sie Nasenrücken, Stirnfeld und die äußeren Gesichtshälften mit einem Schwämmchen in Braun.

3. Färben Sie die Lippen und die Nasenspitze mit dem Katzenzungen-Pinsel in Fuchsiapink. Dann umranden Sie die gesamte braune Grundierung und die weiße Grundierung am Kinn mit dem Flach-Pinsel in Schwarz – eine senkrechte schwarze Linie in der Mitte der Grundierung am Kinn lässt zwei „Hasenzähne" wachsen. Tragen Sie seitlich mit dem Rund-Pinsel nach unten zeigende Schnurrhaare auf. Nach kurzem Reinigen des Rund-Pinsels in Wasser setzen Sie mit ihm zum Abschluss Akzente mit grobem Juwel-Glitzer, den Sie mit einer rollenden Bewegung auftragen.

Unser Tipp
Die Haare des Hasen können Sie mit einem feuchten Schwämmchen und weißer Farbe farblich der Hasenmaske anpassen.

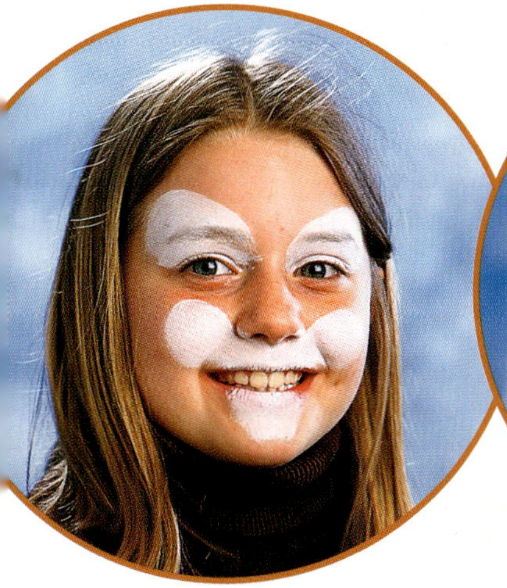

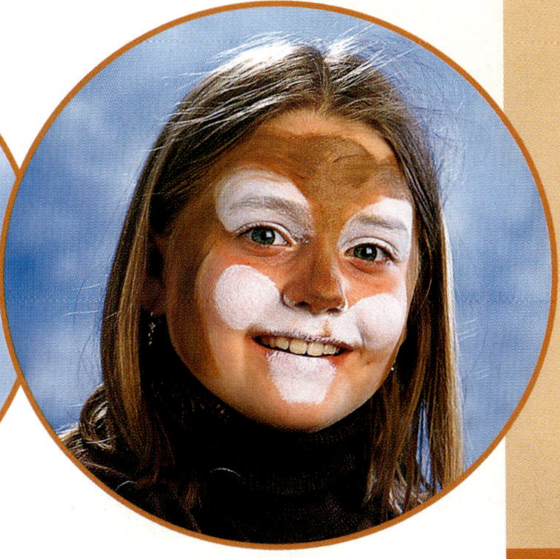

Material

- Wasserlösliche Schminkfarben: Weiß, Braun, Fuchsiapink, Schwarz
- Glitzer: Juwel-Glitzer (grob)
- Pinsel: Katzenzungen-Pinsel in Größe 2, Flach-Pinsel in Größe 4, Rund-Pinsel in Größe 3
- Schminkschwämmchen

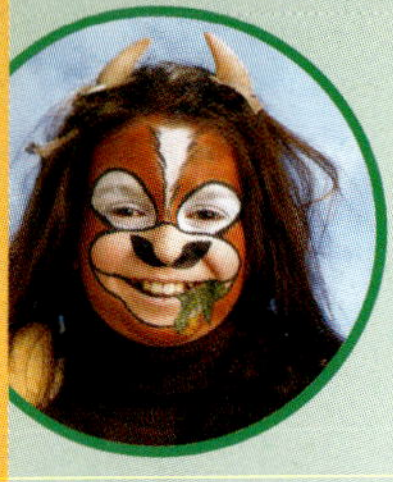

Kesse Kuh

1. Diese Grundierung erfordert etwas Übung – aber nur „Muuu(h)t"! Tragen Sie zunächst mit einem leicht feuchten Schwämmchen zwei weiße ovale Flächen über beiden Augen auf. Anschließend grundieren Sie die untere Gesichtshälfte bis zur Mitte des Kinns in Beige. Die übrige Gesichtsfläche bedecken Sie mit brauner Farbe.

2. Tragen Sie nun mit dem Katzenzungen-Pinsel oder mit der Kante eines Schwämmchens vom Haaransatz bis zum Nasenrücken keilförmig nach unten weiße Farbe über die braune Grundierung auf. Verstärken Sie die (konturierende) braune Grundierung, indem Sie mit einem Schwämmchen eine weitere Farbschicht auftupfen. Im Anschluss malen Sie an einen der Mundwinkel mit dem Rund-Pinsel smaragdgrüne Blätter sowie eine frische Blüte in Sonnengelb und Hellrot.

3. Abschließend ziehen Sie um die weiße und beigefarbene Grundierung eine Kontur in Schwarz. In gleicher Farbe malen Sie mit dem Flach-Pinsel die charakteristischen Nasenlöcher auf und teilen die beige grundierte Fläche horizontal.

Unser Tipp
Kuh-Hörner aus Latex (aus dem Theaterbedarf), die auf den Kopf gesetzt werden, geben dieser Maske den letzten Schliff!

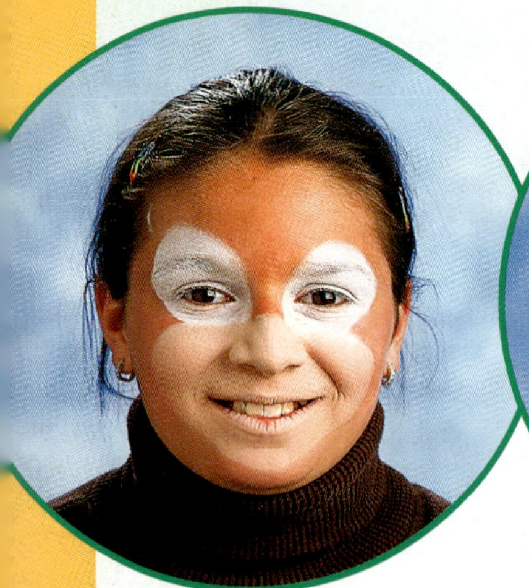

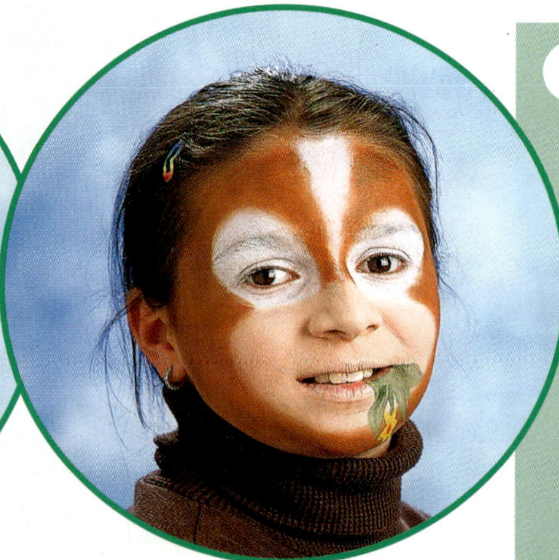

Material

- Wasserlösliche Schminkfarben: Weiß, Beige, Braun, Smaragdgrün, Sonnengelb, Hellrot, Schwarz
- Glitzer: Smaragdgrün, Candy Yellow, Kupfer, Bronze, Juwel-Glitzer (mittel)

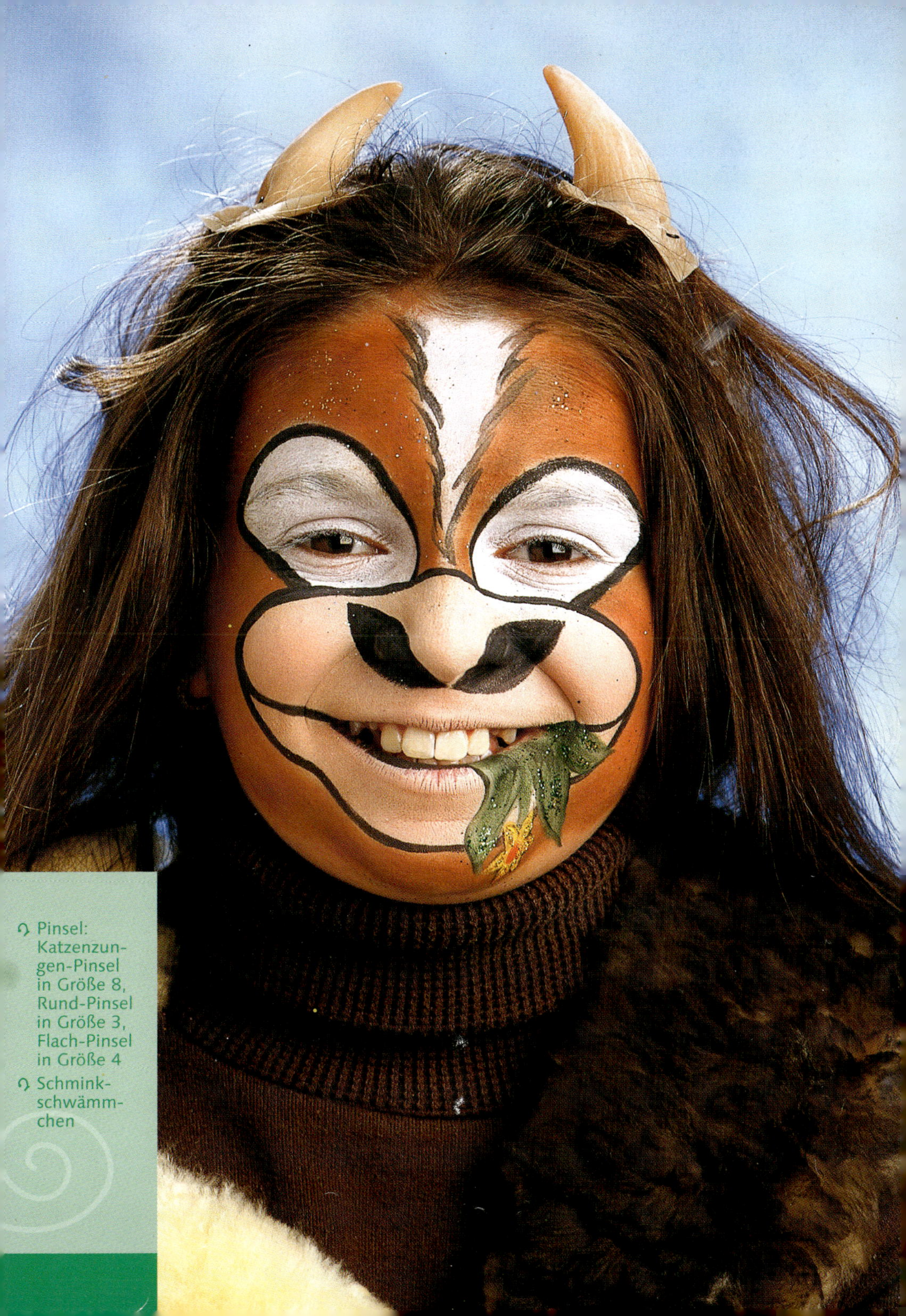

- Pinsel: Katzenzungen-Pinsel in Größe 8, Rund-Pinsel in Größe 3, Flach-Pinsel in Größe 4
- Schminkschwämmchen

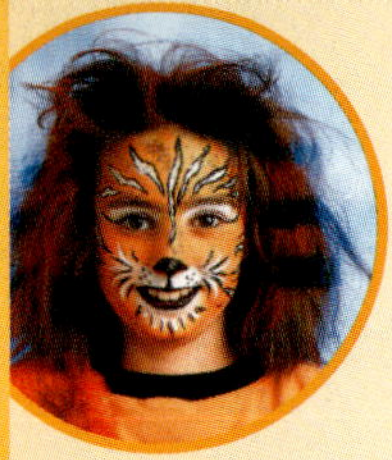

Tigerlilly

1. Mit einem Schwämmchen und weißer Schminkfarbe grundieren Sie zunächst eine große Fläche um den Mund und zwei kleinere Flächen oberhalb der Augen. Das übrige Gesicht decken Sie gut mit Perlglanz-Orange ab.

2. Verteilen Sie nun mit dem Rund-Pinsel weiße Tigerstreifen und Schnurrhaare über den orangefarbenen Bereichen.

3. Dann konturieren Sie die weißen Streifen ebenfalls mit dem Rund-Pinsel in Perlglanz-Schwarz. Fügen Sie zwischen den weißen Schnurrhaaren auf Wangen und Kinn abwechselnd schwarze Schnurrhaare ein. Setzen Sie mit dem Rund-Pinsel in beiden äußeren Augenwinkeln durch feine schwarze Striche Akzente und schminken Sie Lippen und Nasenspitze schwarz. Auf der orangefarbenen Grundierung wirkt Glitzer in Goldenorange am schönsten und auf den schwarzen und weißen Flächen setzt grober Juwel-Glitzer tolle Highlights. Aber auch mit pinkfarbenem Glitzer, der bei dieser Maske bereits für die Lippen verwendet wurde, hat der kleine Tiger garantiert einen glanzvollen Auftritt!

Unser Tipp
Toupieren Sie die Haare des Tigers zu einer „Löwenmähne" und sprühen Sie mit orangefarbenem Haarspray Querstreifen über die gesamte Frisur – für einen richtig wilden Tigerlook!

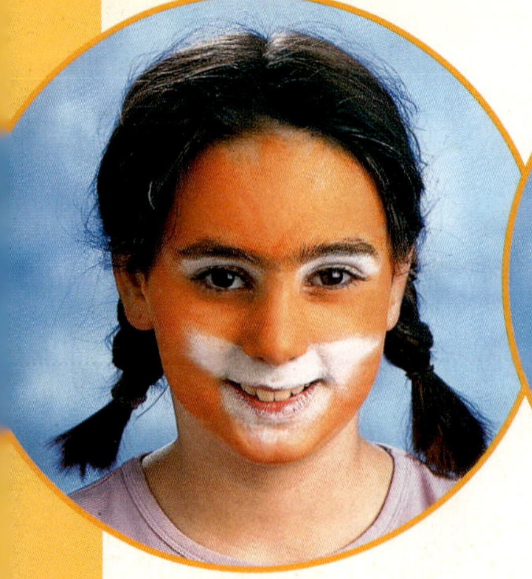

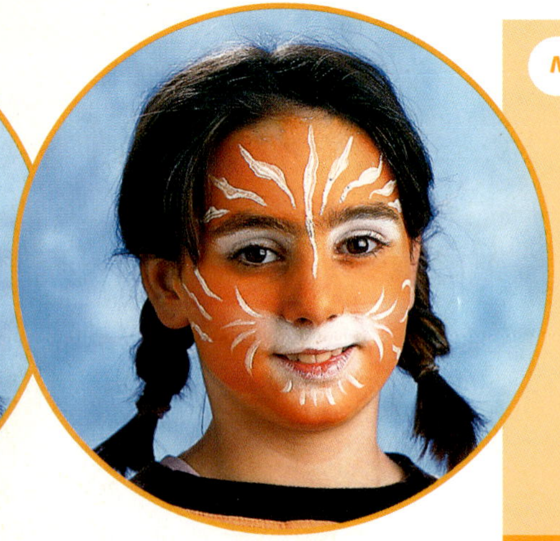

Material
- Wasserlösliche Schminkfarben: Weiß, Perlglanz-Orange, Perlglanz-Schwarz
- Glitzer: Goldenorange, Juwel-Glitzer (grob), Pink

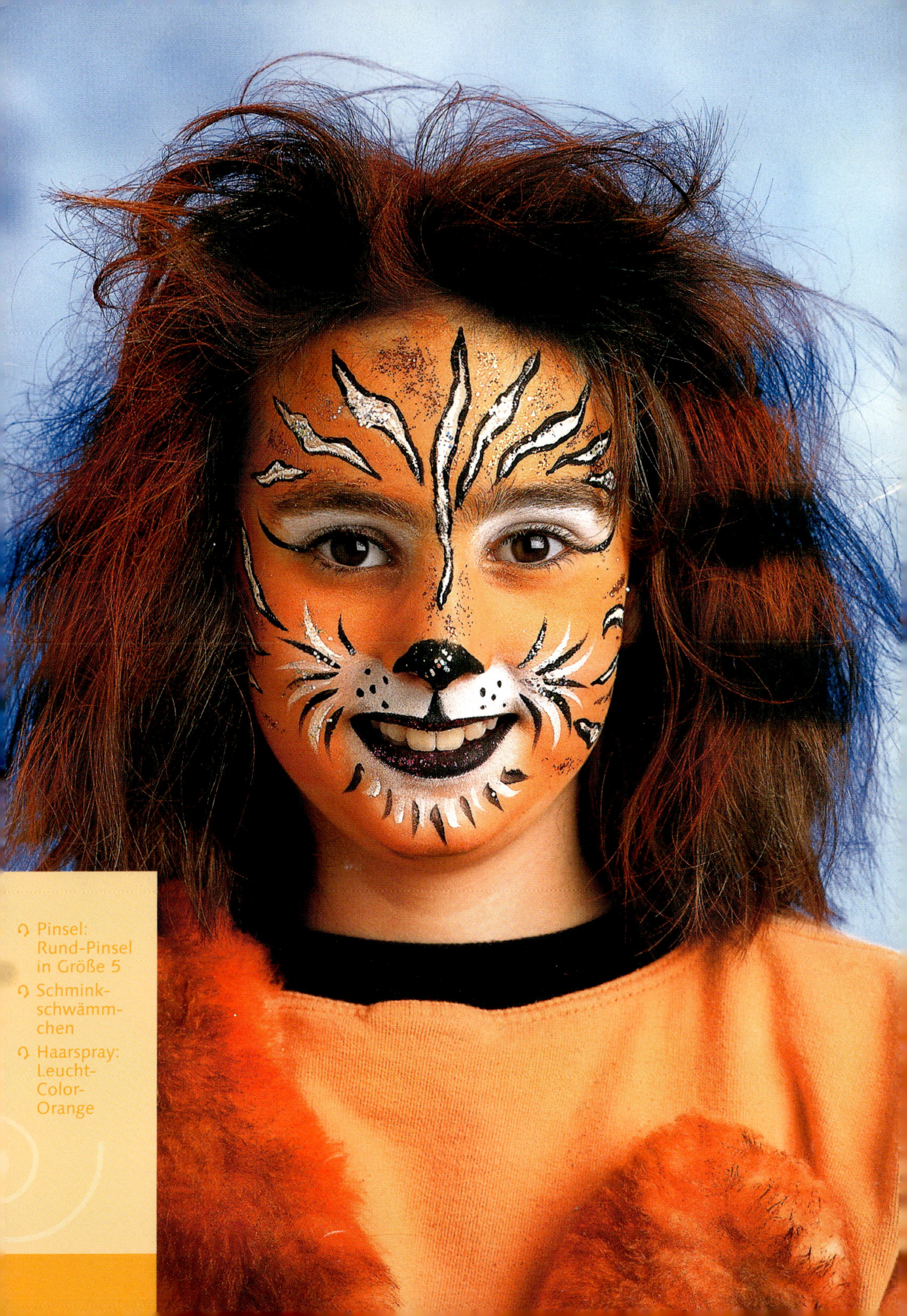

- Pinsel: Rund-Pinsel in Größe 5
- Schmink-schwämm-chen
- Haarspray: Leucht-Color-Orange

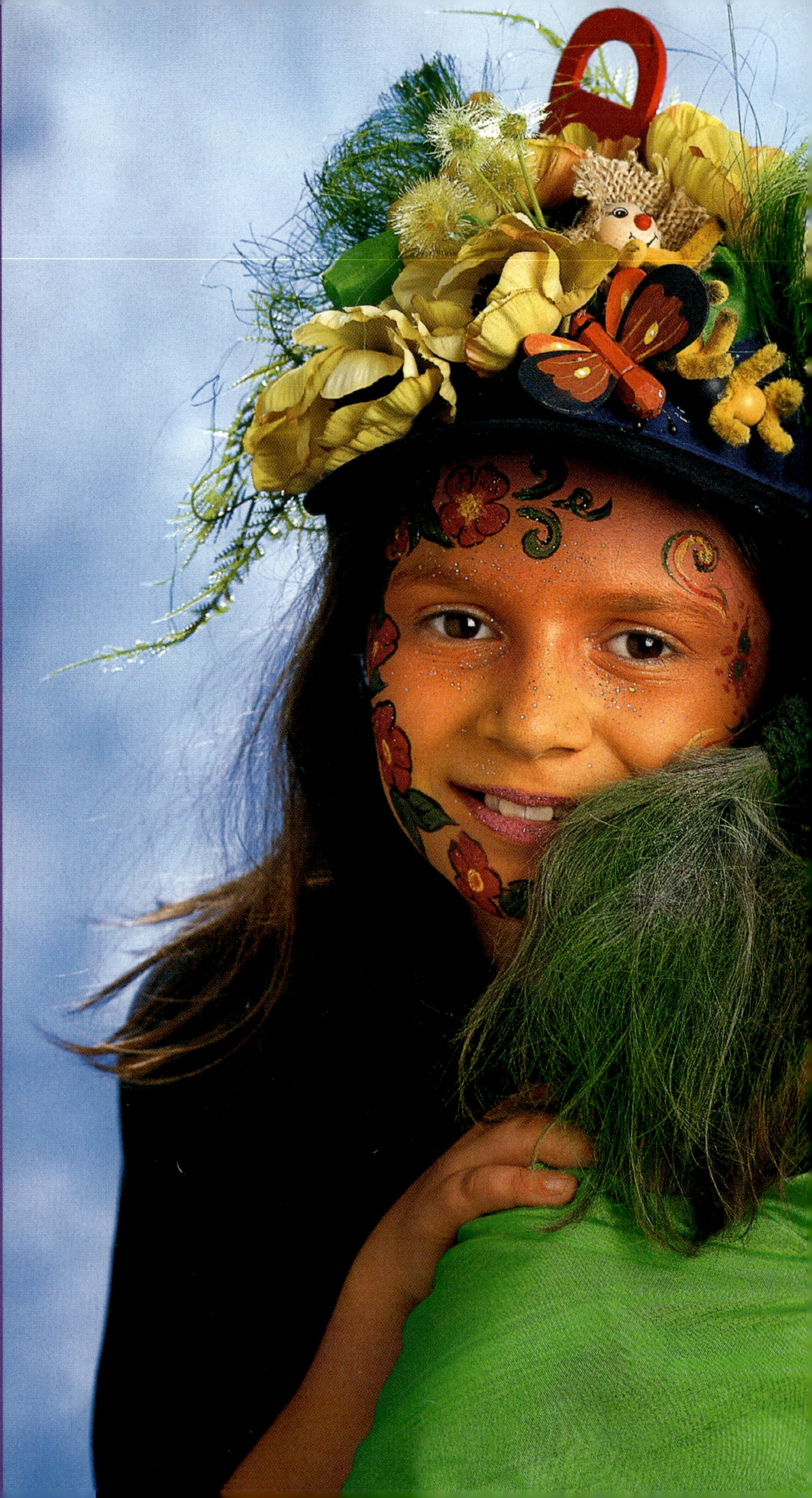

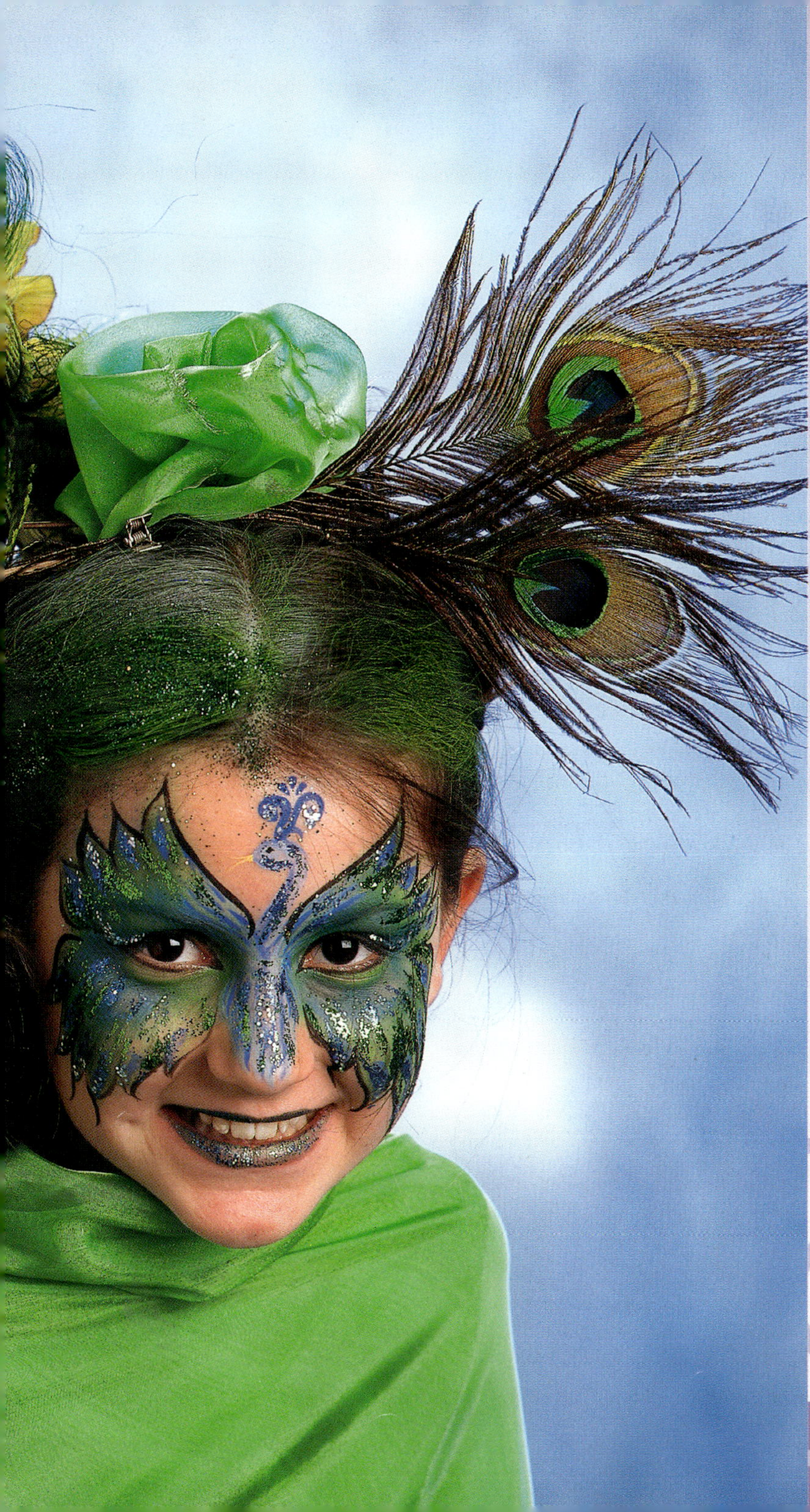

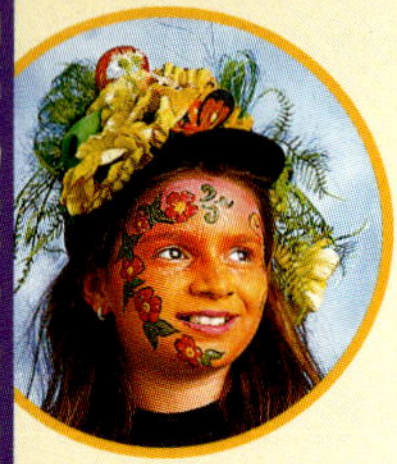

Blütenelfe

1. Grundieren Sie das Gesicht mit einem leicht feuchten Schminkschwämmchen von der Stirn bis zum Kinn mit sanften Übergängen in Perlglanz-Pink, Perlglanz-Orange und Perlglanz-Gelb. Einen besonderen Farbeffekt erzielen Sie durch das Auftragen von etwas Perlglanz-Orange auf der gelben Grundierung.

2. Mit dem größeren Rund-Pinsel malen Sie auf einer Gesichtshälfte mehrere Blüten in Rubinrot auf. Die gegenüberliegende Seite verzieren Sie mit Ornamenten in Rubinrot und Smaragdgrün. Auf die Stirn zeichnen Sie mittig einige smaragdgrüne Blätter.

3. Mit demselben Pinsel fügen Sie zwischen die roten Blüten smaragdgrüne Blätter ein und füllen die Blüten mit sonnengelber Farbe aus. Auf der anderen Gesichtshälfte schmücken Sie die Ornamente mit gelben, roten und grünen Schnörkeln aus. Dann konturieren Sie die Blüten und Blätter mit dem dünnen Rund-Pinsel mit schwarzer Farbe. Zum Abschluss tragen Sie sonnengelben, rubinroten und smaragdgrünen Glitzer passend zum jeweiligen Untergrund auf.

Unser Tipp
Mit einem Hut oder Strohhut, auf dem Sie ein üppiges Arrangement aus Blüten, Gräsern, Schmetterlingen etc. befestigen, krönen Sie Ihr Modell zur Königin im Land der Blütenelfen!

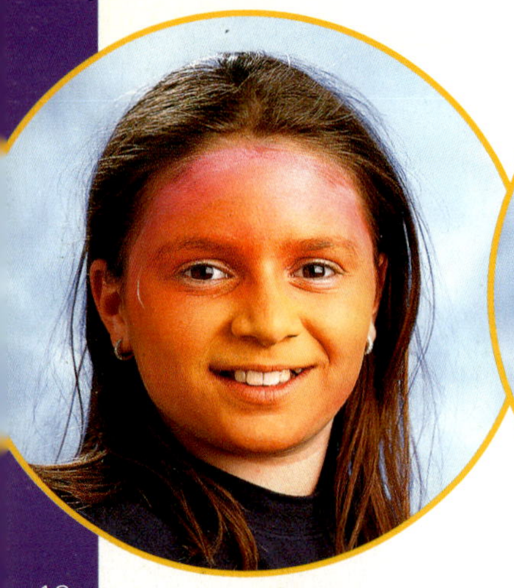

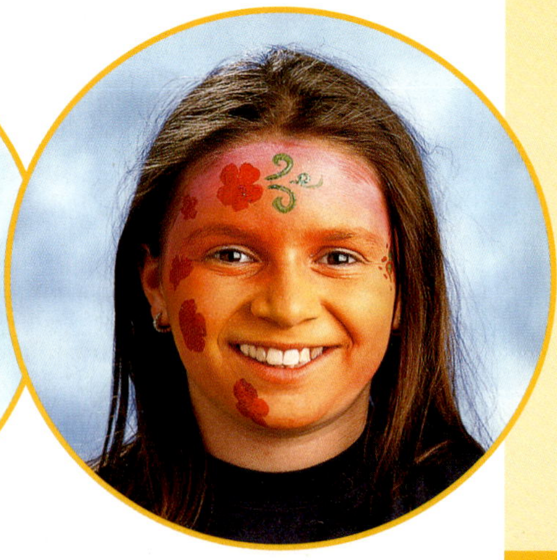

Material
- Wasserlösliche Schminkfarben: Perlglanz-Pink, Perlglanz-Gelb, Perlglanz-Orange, Rubinrot, Smaragdgrün, Sonnengelb, Schwarz
- Glitzer: Sonnengelb, Rubinrot, Smaragdgrün
- Pinsel: Rund-Pinsel in Größe 5 und 2
- Schminkschwämmchen

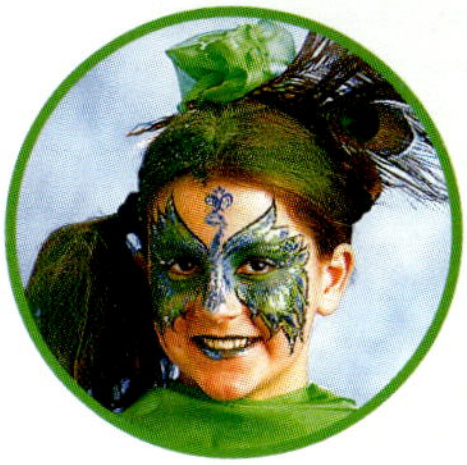

Märchenpfau

1. Als Grundierung malen Sie von der Stirn bis zu den Wangen um den Augenbereich zwei Schmetterlingsflügel. Tragen Sie dann mit einem Schwämmchen in nahtlosem Übergang saphirblaue Farbe innen und smaragdgrüne Farbe zum Rand hin auf. Lassen Sie den Rand der Flügel in große, lange Zacken auslaufen.

2. Körper, Hals und Kopf des Pfaus zeichnen Sie mit dem Katzenzungen-Pinsel zuerst in Pastellblau und dann in Himmelblau auf. Setzen Sie in die äußeren grünen Zacken der Flügel jeweils einen tropfenförmigen himmelblauen Punkt.

3. Umranden Sie nun die gesamte Flügelfäche mit dem Rund-Pinsel in Schwarz. Schminken Sie die Kopffedern des Pfaus und die Lippen wahlweise in Smaragdgrün oder Himmelblau. Je mehr Glitzer Sie bei dieser Maske auftragen, desto schillernder und faszinierender wird sie! Bei dieser Maske wurde Glitzer in Smaragdgrün und Himmelblau sowie der besonders auffallende grobe Juwel-Glitzer verwendet.

Unser Tipp
Färben Sie die Haare mit Haarspray und Glitzer-Haarspray in Grün. Zwei echte Pfauenfedern, mit einem schönen Band in den Haaren befestigt, machen aus dieser fantasievollen Maske einen echten Hingucker!

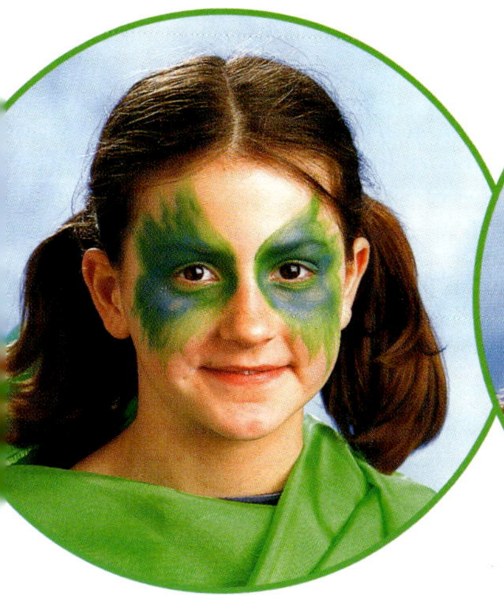

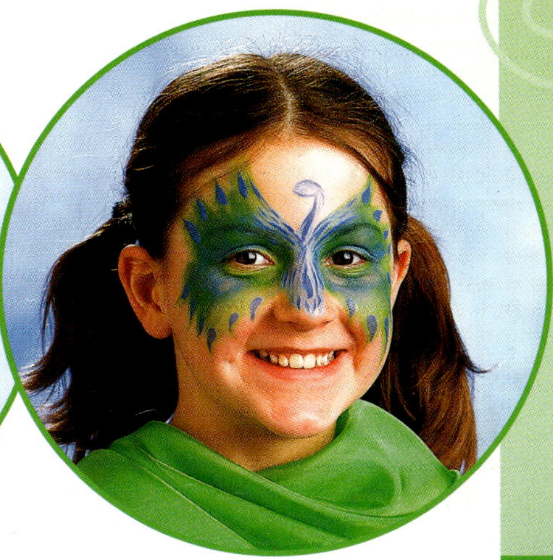

Material

- Wasserlösliche Schminkfarben: Saphirblau, Smaragdgrün, Pastellblau, Himmelblau, Schwarz
- Glitzer: Smaragdgrün, Himmelblau, Juwel-Glitzer (grob)
- Pinsel: Katzenzungen-Pinsel in Größe 8, Rund-Pinsel in Größe 4
- Schminkschwämmchen
- Haarspray: Leucht-Color-Grün, Glitzer-Grün

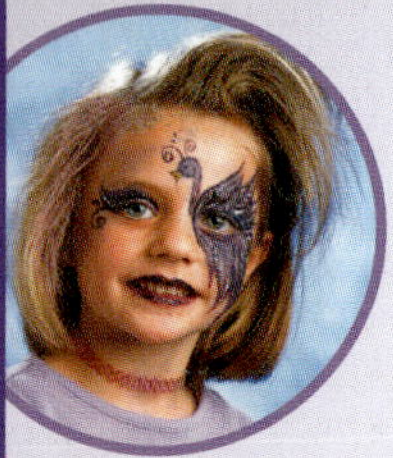

Paradiesvogel

1. Mit der flachen Seite des Schwämmchens tragen Sie zunächst um ein Auge eine großflächige Grundierung in Perlglanz-Lila auf. Dann schattieren Sie mit der gleichen Farbe die andere Gesichtshälfte und zeichnen mit der Kante des Schwämmchens die „Federn" des Vogels. Malen Sie mit dem größeren Rund-Pinsel Kopf und Hals des Vogels und tragen Sie am anderen Auge Lidschatten in Perlglanz-Lila auf. Nun verstärken Sie die Federstruktur des Vogels mit dünnen Linien in gleicher Farbe.

2. Konturieren Sie die Silhouette des Vogels vollständig mit dem dünnen Pinsel in Lila. Dann verzieren Sie den Kopf des Vogels sowie den Lidschatten des anderen Auges mit Ornamenten und malen dem Vogel einen Schnabel.

3. Jetzt tupfen Sie mit dem dünnen Pinsel schwarze und weiße Akzente auf den Körper des Vogels. Schminken Sie die Lippen in Lila und geben Sie lila- und fliederfarbenen Glitzer darüber. Abschließend malen Sie den Schnabel gelb aus und rollen mit einem Pinsel reichlich groben Juwel-Glitzer über das ganze Motiv.

Unser Tipp
Mit einer aufgekämmten Frisur geben Sie dem prächtigen Paradiesvogel ein fedrig-leichtes Aussehen.

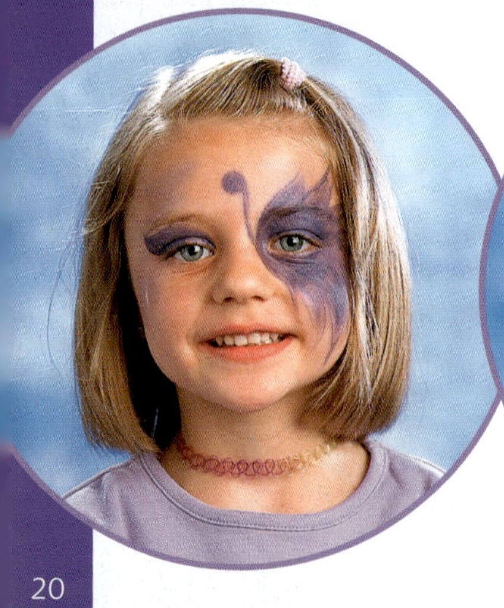

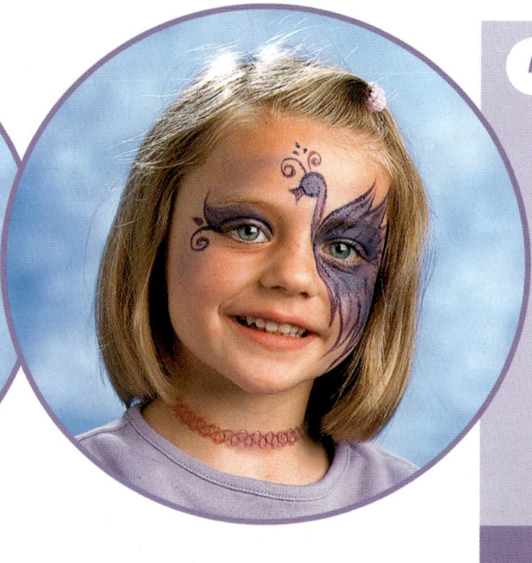

Material

- Wasserlösliche Schminkfarben: Perlglanz-Lila, Lila, Schwarz, Weiß, Gelb
- Glitzer: Lila, Flieder, Juwel-Glitzer (grob)

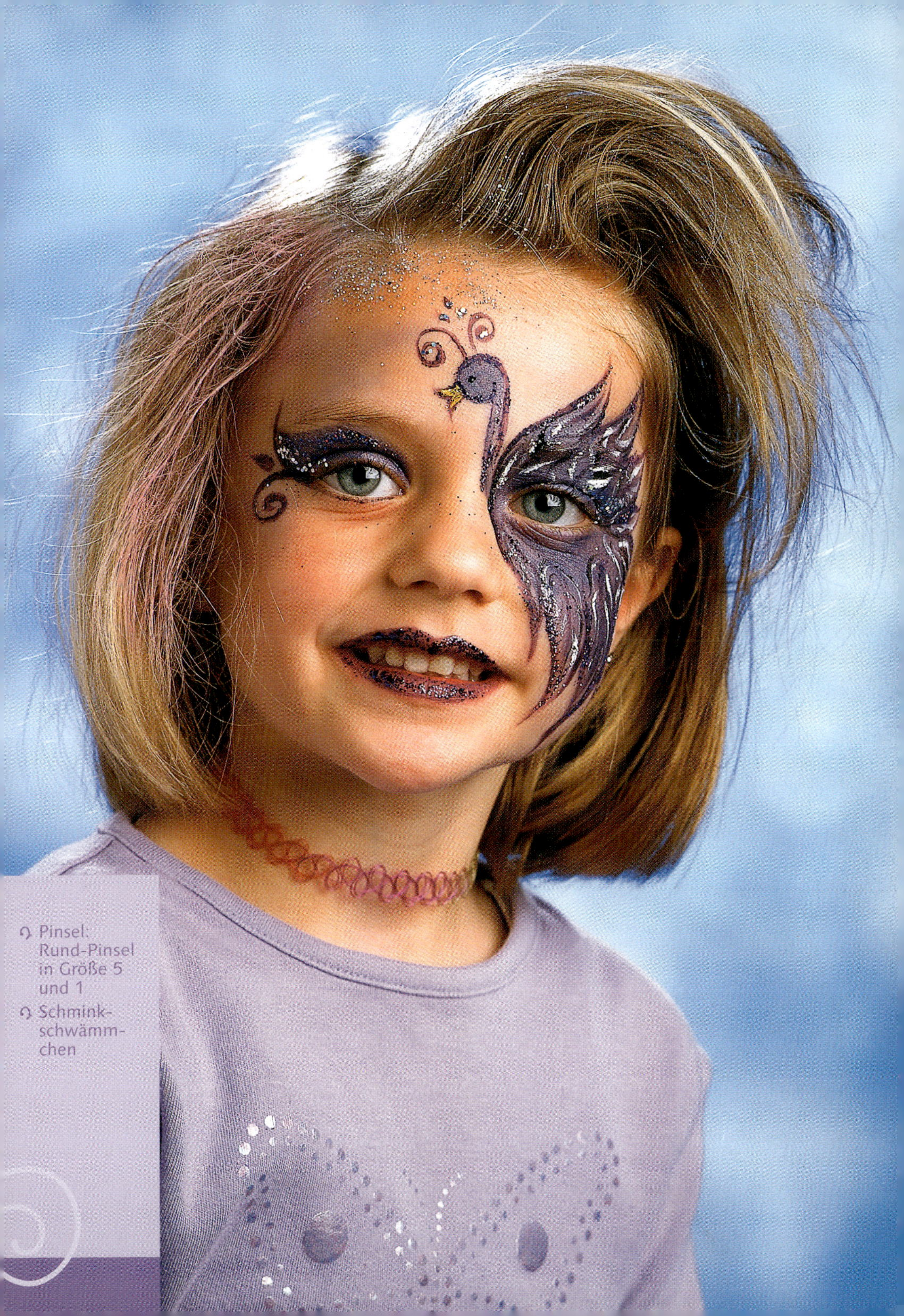

- Pinsel: Rund-Pinsel in Größe 5 und 1
- Schmink-schwämm-chen

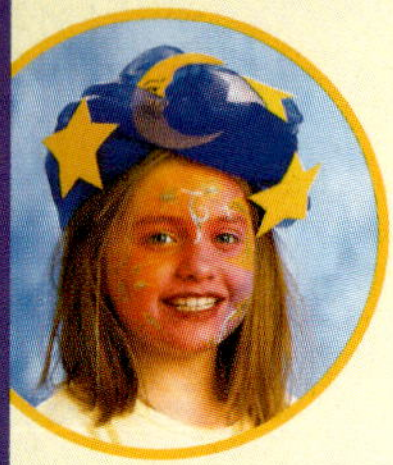

Sonne, Mond und Sterne

1. Tragen Sie mit einem Schwämmchen die Farben Perlglanz-Gelb, Perlglanz-Orange, Perlglanz-Pink und Perlglanz-Lila von einer Wange zur anderen mit sanften Übergängen auf. Beginnen Sie dabei mit der hellsten Farbe, damit die Farben nahtlos und harmonisch ineinander übergehen.

2. Mit dem Katzenzungen-Pinsel malen Sie nun eine gelbe Sonne, einen leuchtenden Mond und funkelnde Sterne auf. Achten Sie bei der Verteilung dieser Motive auf dem Gesicht darauf, dass Sterne und Mond auf der lilafarbenen „Nachthälfte" des Gesichts aufgemalt werden und möglichst nahe beieinander stehen.

3. Nun verteilen Sie mit dem Rund-Pinsel feine Schnörkel und filigrane Sternchen in Silber auf der gesamten Maske. Abschließend verzieren Sie die Motive mit reichlich grobem Juwel-Glitzer, den Sie mit einem feuchten Pinsel rollend auftragen.

Unser Tipp
Ein „himmlischer Turban" aus dunkelblauem Tüllstoff mit einem Mond und Sternen aus gelbem Tonkarton, die Sie mit kleinen Sicherheitsnadeln am Tüll befestigen, sorgt für einen glanzvollen Auftritt bei Tag und Nacht!

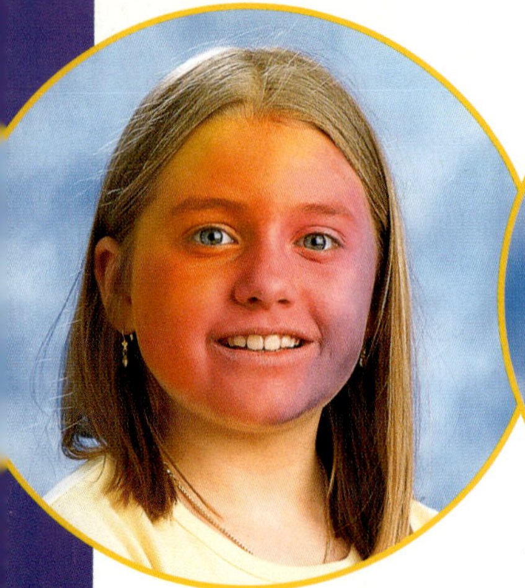

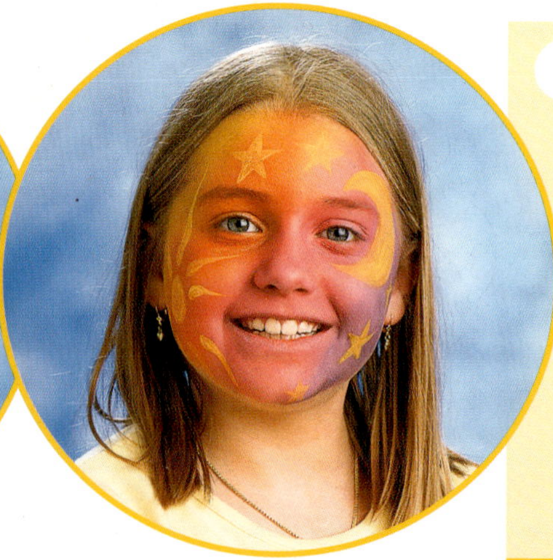

Material
- Wasserlösliche Schminkfarben: Perlglanz-Gelb, Perlglanz-Orange, Perlglanz-Pink, Perlglanz-Lila, Sonnengelb, Perlglanz-Silber

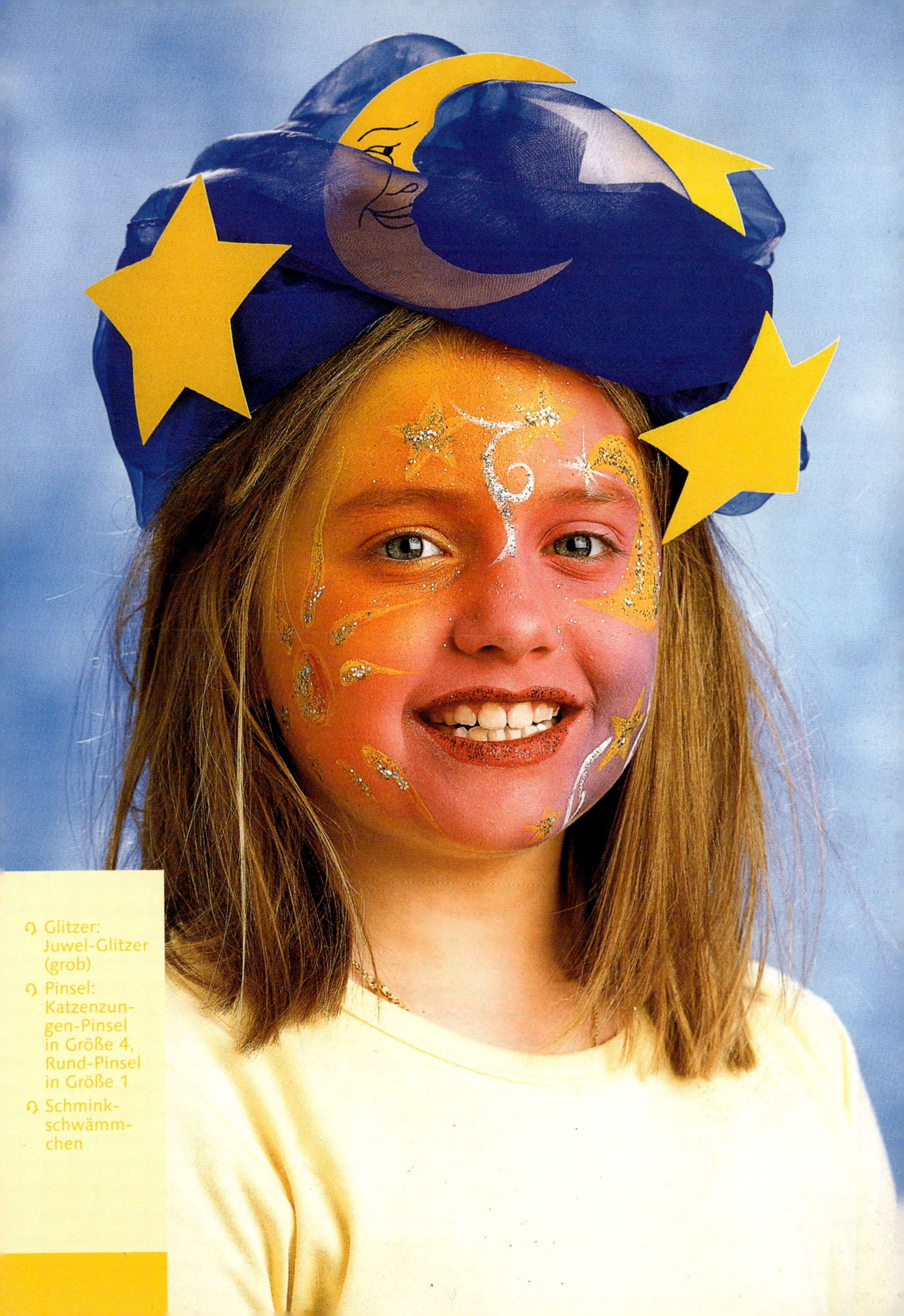

- Glitzer: Juwel-Glitzer (grob)
- Pinsel: Katzenzungen-Pinsel in Größe 4, Rund-Pinsel in Größe 1
- Schminkschwämmchen

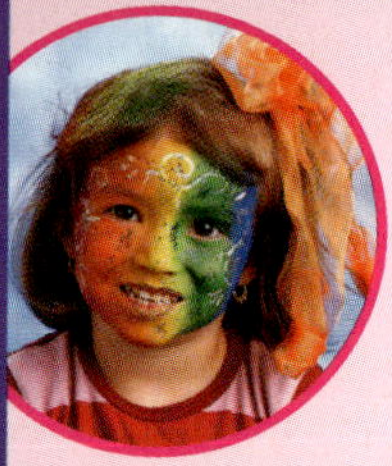

Regenbogenkind

1. Tragen Sie mit einem nicht zu feuchten Schwämmchen zunächst in der Gesichtsmitte vom Haaransatz bis zur Kinnspitze Sonnengelb als die hellste Farbe der Maske auf. Anschließend tupfen Sie nach links Goldenorange und ganz außen Fuchsiapink gut deckend auf. Auf der anderen Gesichtshälfte schließen Sie an diese Grundierung nahtlos an, indem Sie Smaragdgrün und Himmelblau ebenfalls gut deckend aufbringen.

2. Tragen Sie mit dem Rund-Pinsel üppig geschwungene Ornamente kranzförmig auf den äußeren Gesichtspartien auf.

3. Nun kolorieren Sie die Schnörkel ebenfalls mit dem Rund-Pinsel in der jeweiligen Farbe der Grundierung und malen die Lippen hellrot an. Als Highlight tragen Sie reichlich Glitzer in der Farbe der jeweiligen Grundierung bzw. des Ornaments auf und streuen Juwel-Glitzer, am besten zwischen den Fingern reibend, über das ganze Gesicht. Um den Regenbogen-Look zu vervollkommnen, sprühen Sie die Haare ebenfalls in den Farben des Regenbogens an.

Unser Tipp
Wenn Sie wie bei dieser Maske nacheinander mehrere Farben mit dem Schwämmchen auftragen müssen, empfiehlt es sich, beide Enden des Schminkschwämmchens mit jeweils einer Farbe zu benutzen.

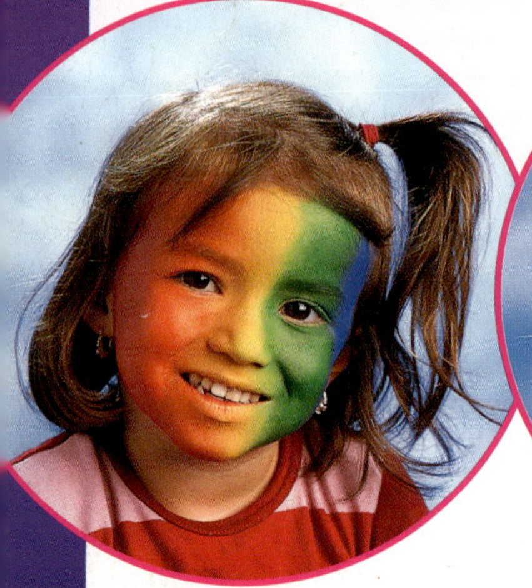

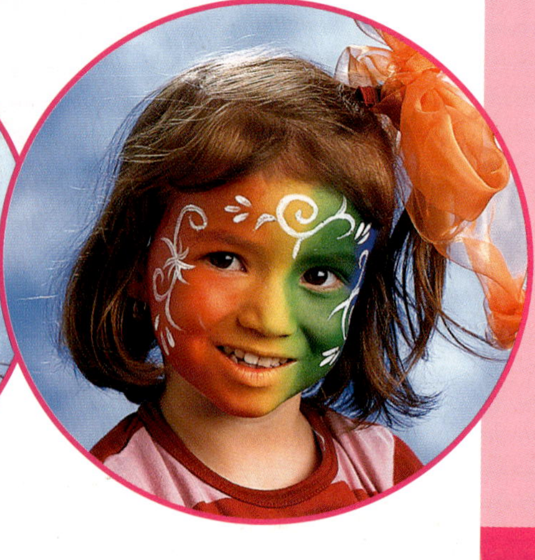

Material
- Wasserlösliche Schminkfarben: Sonnengelb, Goldenorange, Fuchsiapink, Smaragdgrün, Himmelblau
- Glitzer: Sonnengelb, Goldenorange, Fuchsiapink, Smaragdgrün, Himmelblau, Juwel-Glitzer (mittel)

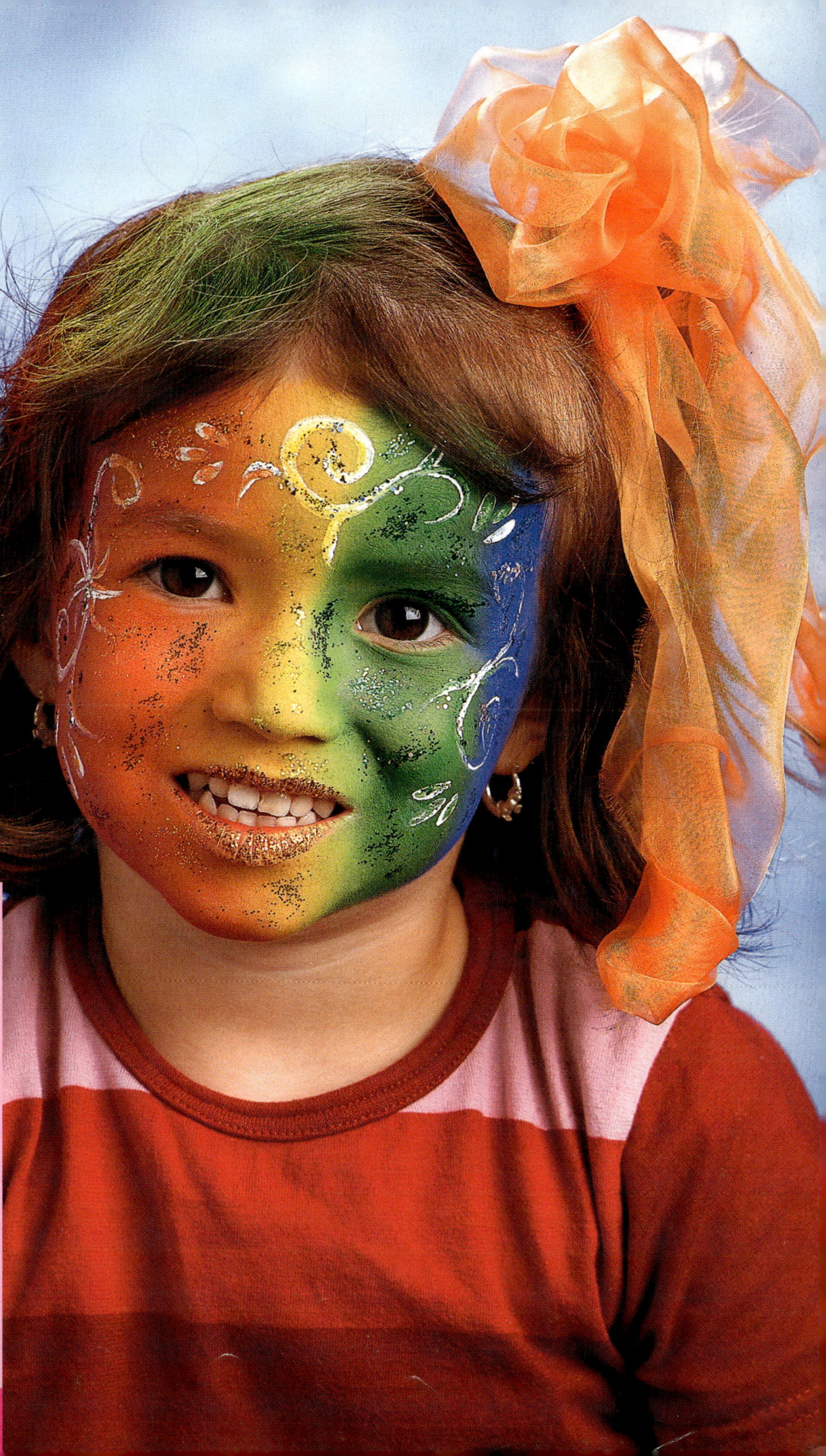

- Pinsel: Rund-Pinsel in Größe 3
- Schminkschwämmchen
- Haarspray: Leucht-Color-Gelb, -Orange, -Pink, -Grün und -Blau

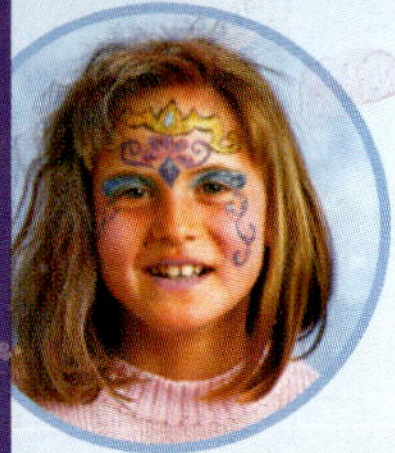

Prinzessin Tausendschön

1. Grundieren Sie mit einem feuchten Schwämmchen die Augenlider kräftig in Perlglanz-Türkis und die Wangen dezent in Hellpink.

2. Malen Sie nun mit dem Rund-Pinsel verschiedene Motive wie Raute und Schnörkel in Fuchsia-Pink und Lila symmetrisch, d.h. von der Verlängerung der Nasenwurzel ausgehend, auf die Stirn. Auf beide Wangen malen Sie, bei den Augenwinkeln beginnend, ebenfalls in symmetrischer Anordnung Ornamente auf.

3. Platzieren Sie mit dem Katzenzungen-Pinsel oberhalb der Stirn-Ornamente eine perlglanz-goldene Krone und umranden Sie diese mit dem Rund-Pinsel in Schwarz. In die Kronenmitte setzen Sie mit Perlglanz-Türkis einen „Edelstein". Anschließend schminken Sie die Lippen in Hellpink. Glanzvolle Highlights sind das A und O einer jeden Prinzessinen-Maske, tragen Sie daher reichlich Glitzer auf! Bei dieser Maske wurden die Ornamente mit Juwel-Glitzer und die Krone mit Glitzer in Classicgold verziert. Streuen Sie auch über die Haare reichlich Glitzer oder verwenden Sie buntes Glitzer-Effekt-Haarspray.

Unser Tipp
Sie erleichtern sich das symmetrische Aufmalen der Ornamente, indem Sie zunächst nur die Hälfte des Motivs auf der einen Gesichtsseite und dann die andere Motivhälfte auf der gegenüberliegenden Seite auftragen – und so das Motiv in Teilschritten vollenden.

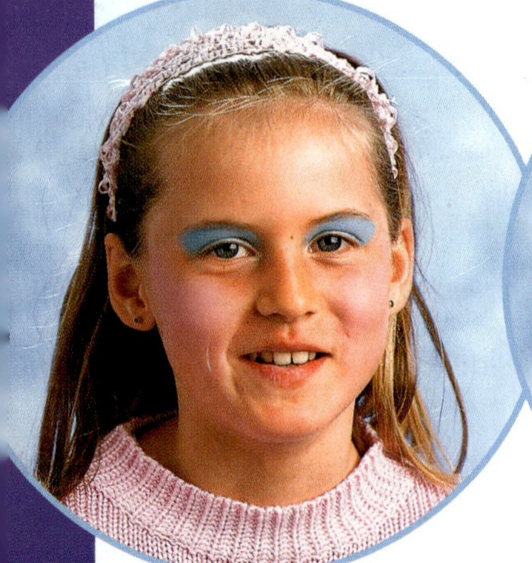

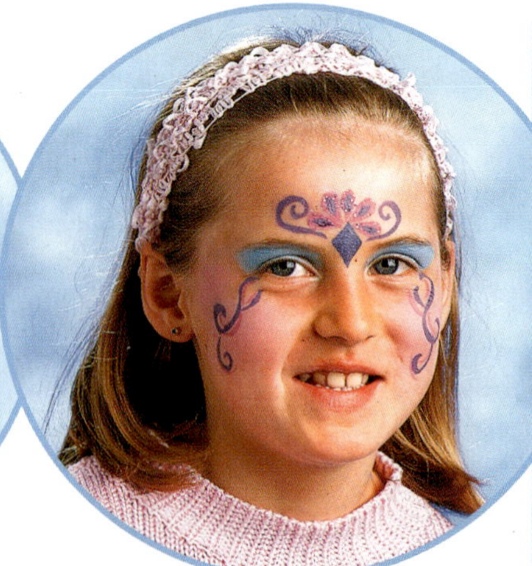

Material
- Wasserlösliche Schminkfarben: Perlglanz-Türkis, Perlglanz-Gold, Hellpink, Fuchsiapink, Lila, Schwarz
- Glitzer: Classicgold, Türkis, Juwel-Glitzer (grob)

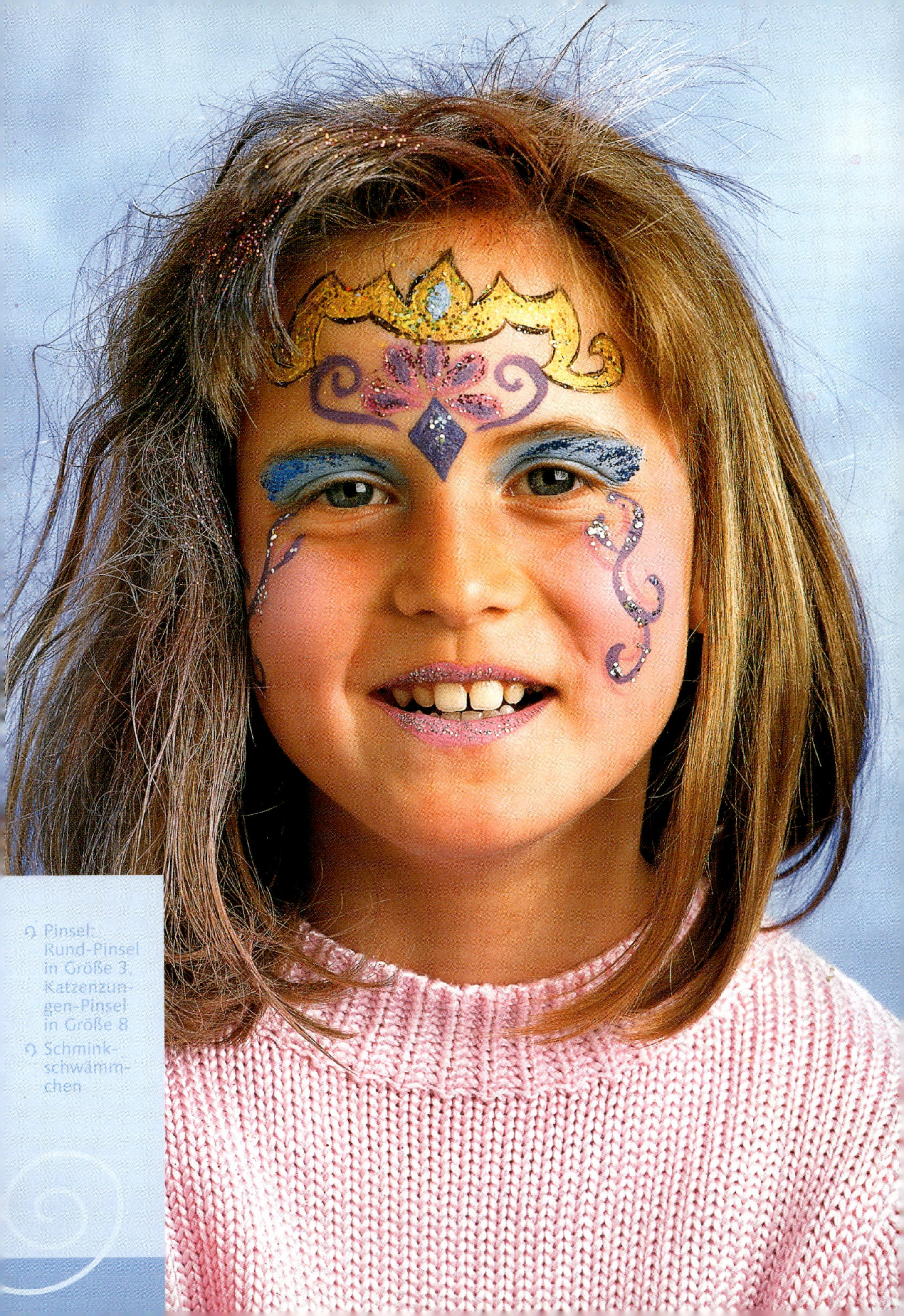

- Pinsel: Rund-Pinsel in Größe 3, Katzenzungen-Pinsel in Größe 8
- Schminkschwämmchen

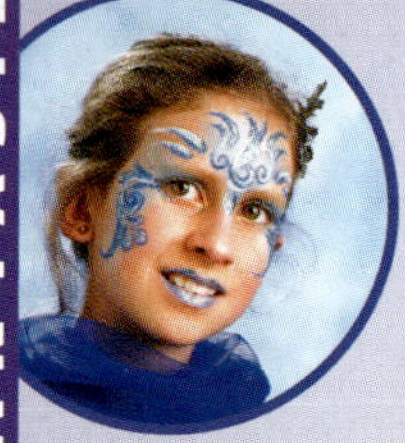

Schneekönigin

1. Grundieren Sie mit einem Schwämmchen v-förmig die Stirn sowie die Partien rechts und links der Augenwinkel in Perlglanz-Blau und -Silber.

2. Tragen Sie mit dem Katzenzungen-Pinsel weit ausladende Ornamente in Weiß und Türkis auf die grundierten Stellen auf.

3. Verstärken Sie die Ornamente mit dem Rund-Pinsel durch himmelblaue und königsblaue Akzente. Schminken Sie den Mund mit perlglanzblauer Farbe. Als Highlight verwenden Sie Glitzer in Türkis, Arcticblau, Himmelblau, Perlmutt und Juwel-Glitzer.

Unser Tipp
Wenn Sie wie bei dieser Maske mehrere Glitzerarten einer Farbfamilie (z. B. Blau) verwenden, verstärken Sie die Wirkung, indem Sie die jeweilige Glitzer-Farbnuance nur auf einen bestimmten Bereich der Maske geben und die Glitzerfarben nicht gemischt über die gesamte Maske auftragen.

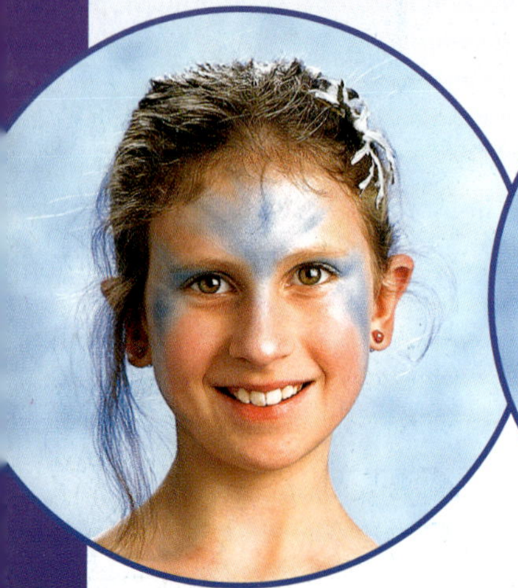

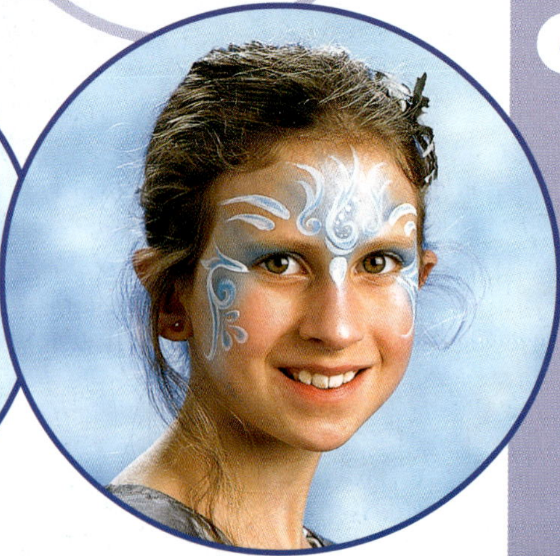

Material

- Wasserlösliche Schminkfarben: Perlglanz-Blau, Perlglanz-Silber, Weiß, Türkis, Himmelblau, Königsblau
- Glitzer: Türkis, Arcticblau, Himmelblau, Perlmutt (irisierend), Juwel-Glitzer (grob)

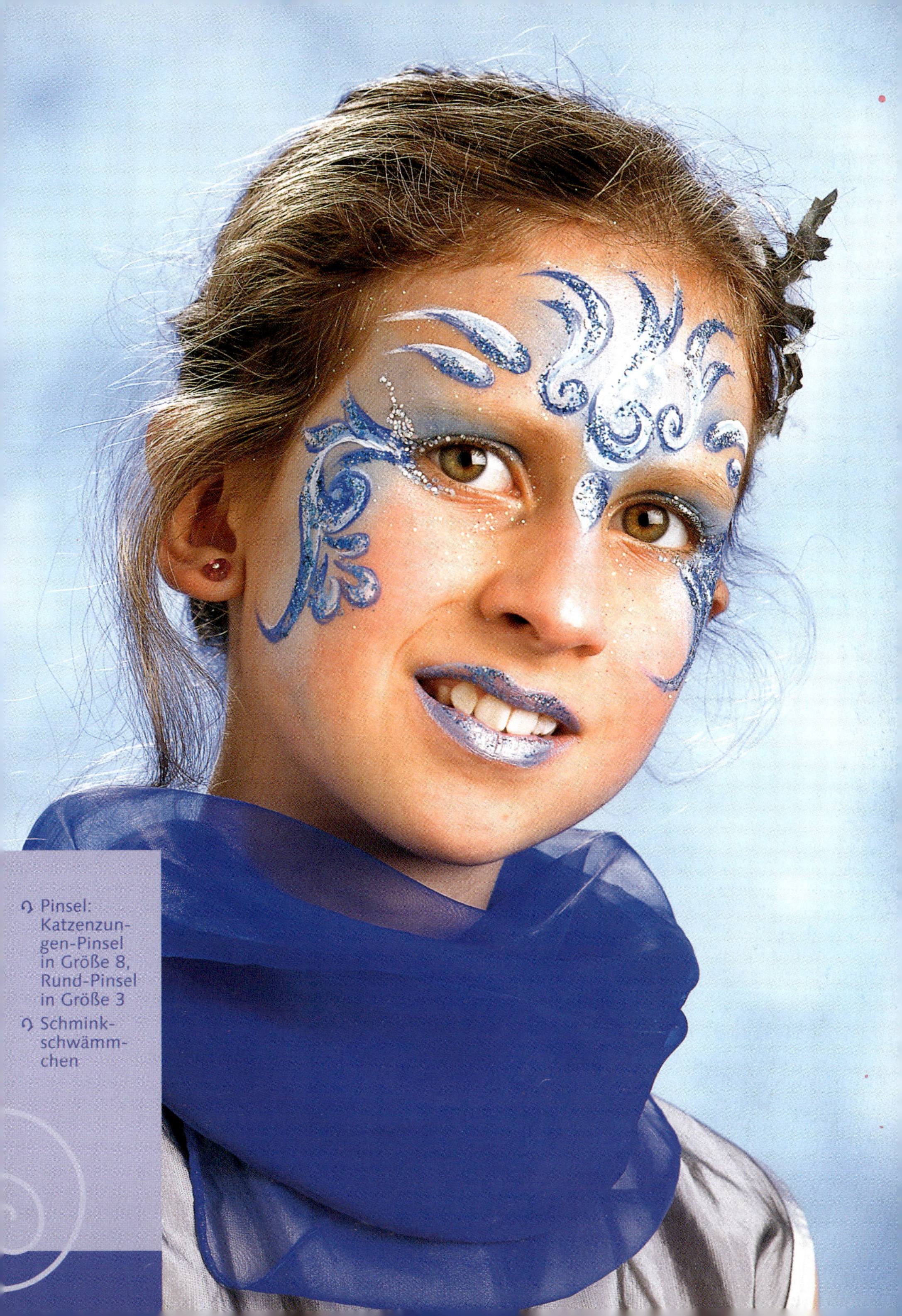

- Pinsel: Katzenzungen-Pinsel in Größe 8, Rund-Pinsel in Größe 3
- Schminkschwämmchen

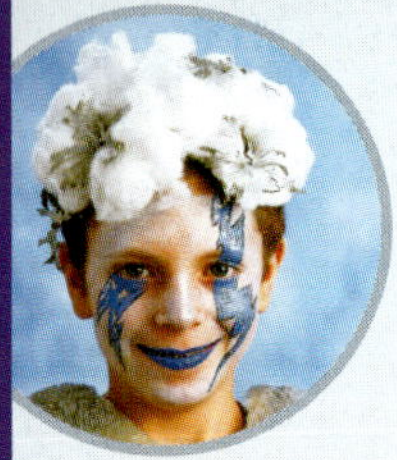

Blizzy Blizzard

1. Grundieren Sie das Gesicht Ihres Modells mit Perlglanz-Silber und schraffieren Sie leicht mit Weiß darüber.

2. Bringen Sie dann mit dem Katzenzungen-Pinsel in Himmelblau große gezackte Blitze auf beide Gesichtshälften auf. Bemalen Sie die Lippen ebenfalls in Himmelblau und geben Sie blauen Juwel-Glitzer darüber.

3. Nun umranden Sie die Blitze in Schwarz mit dem Rund-Pinsel und tragen blauen Juwel-Glitzer mit einem Pinsel rollend über den blauen Untergrund auf. Streuen Sie abschließend reichlich irisierenden Perlmutt-Glitzer über die ganze Maske.

Unser Tipp

Der Gewitter- und Schneesturm wirkt noch echter, wenn Sie viel weiße Watte und getrocknete, silber besprühte Blätter in das Haar Ihres Modells einflechten. Außerdem unterstreicht ein „Schulterpelz" aus silberfarben besprühtem Kunstfell hervorragend das stürmische Naturell von Blizzy Blizzard!

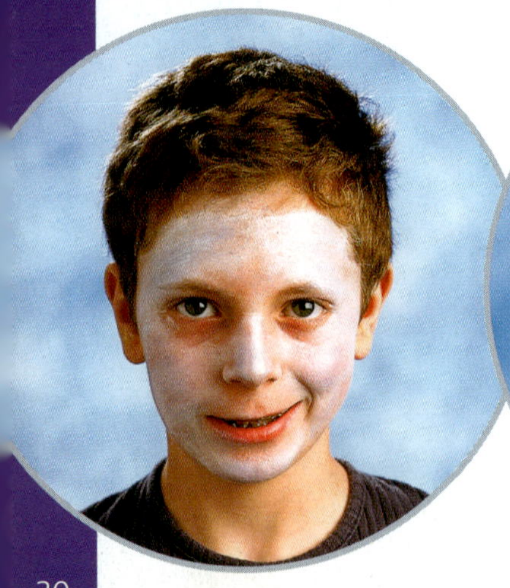

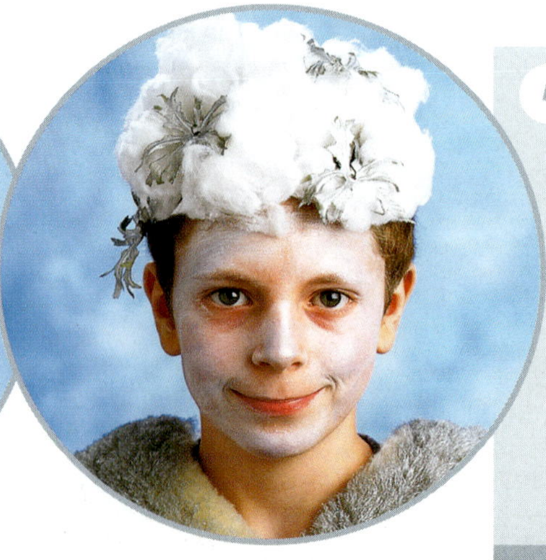

Material

- Wasserlösliche Schminkfarben: Perlglanz-Silber, Weiß, Himmelblau, Schwarz
- Glitzer: Juwel-Glitzer Blau, Juwel-Glitzer (grob), Perlmutt-Glitzer (irisierend)

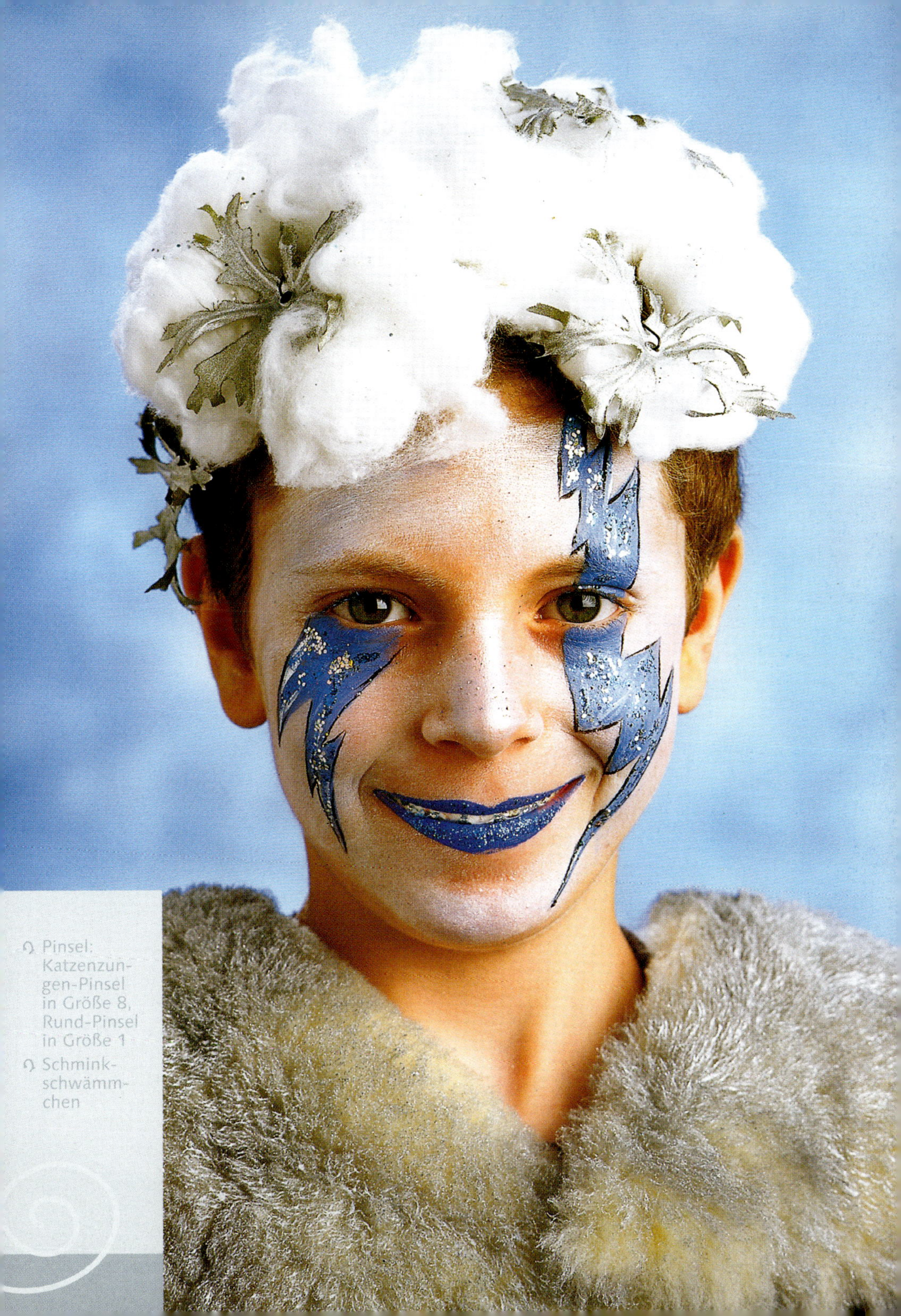

- Pinsel: Katzenzungen-Pinsel in Größe 8, Rund-Pinsel in Größe 1
- Schminkschwämmchen

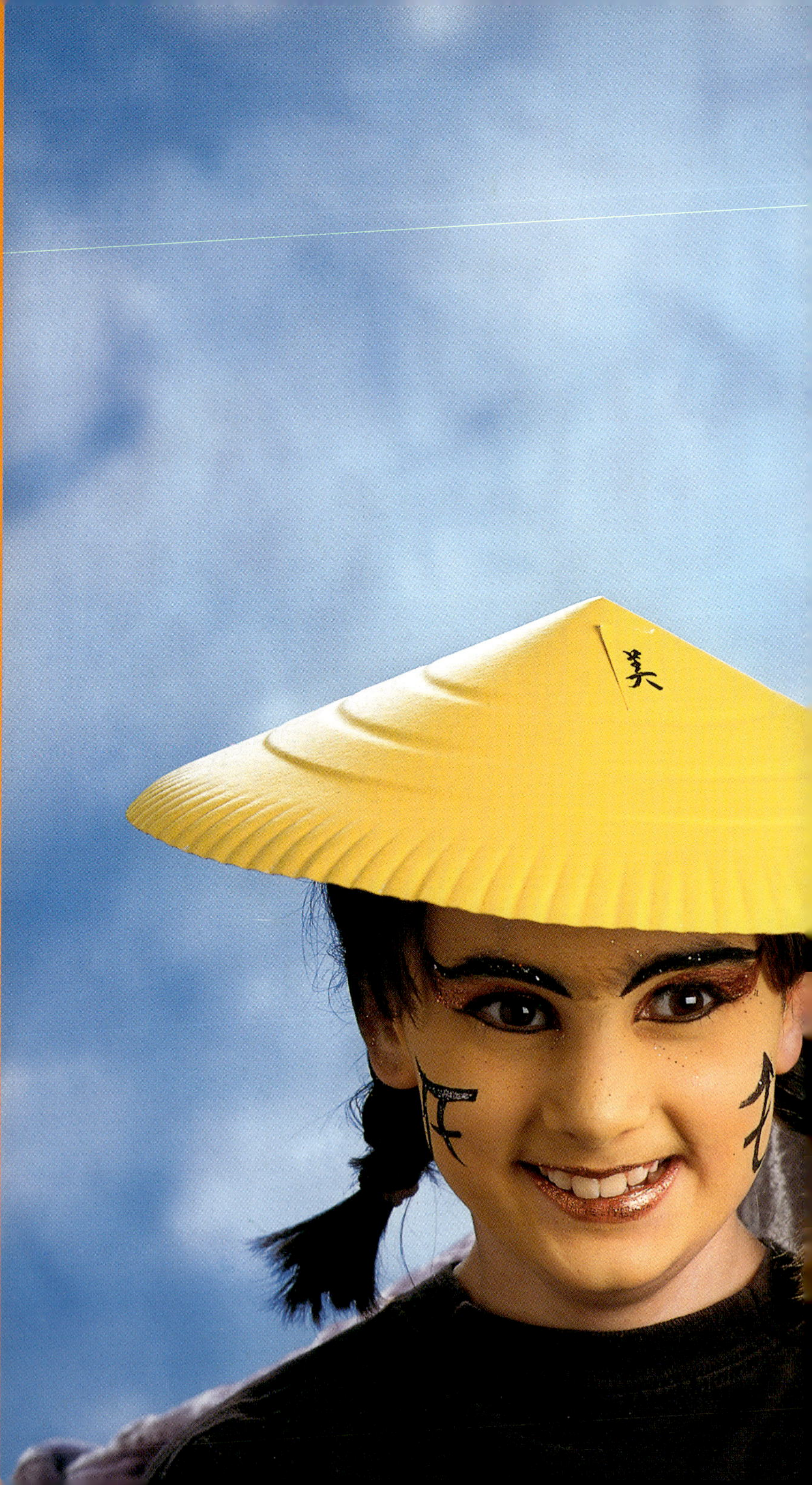
美

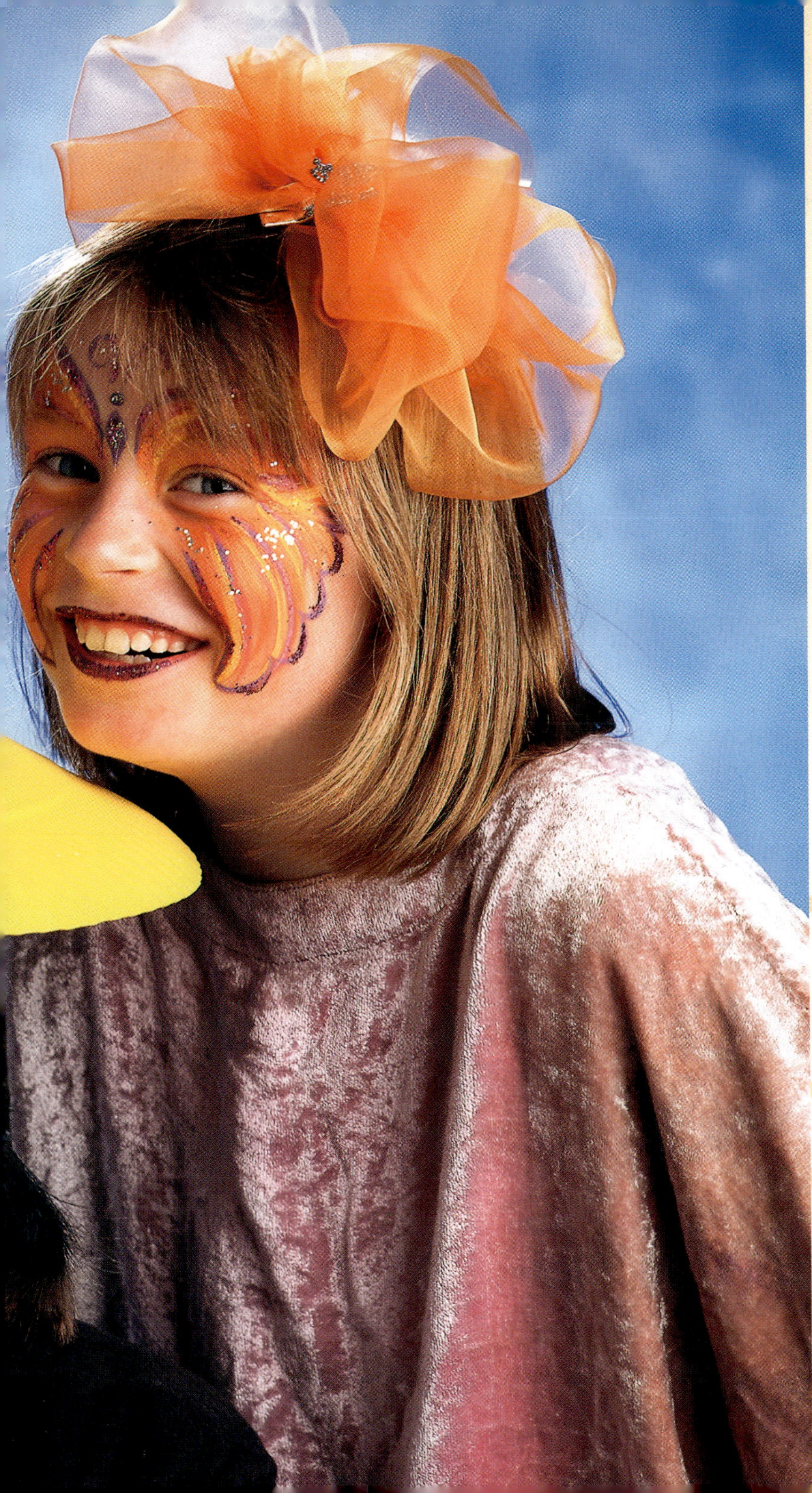

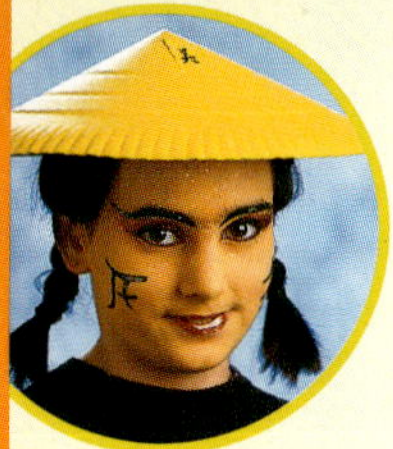

Lächelnder Chinese

1. Grundieren Sie das ganze Gesicht streifenfrei mit einem leicht feuchten Schwämmchen in Perlglanz-Gelb.

2. Jetzt heben Sie mit Perlglanz-Kupfer Lippen und Augenlider hervor – hierzu benutzen Sie am besten den dünnen Katzenzungen-Pinsel.

3. Konturieren Sie nun mit dem Rund-Pinsel die Augen in Schwarz und verstärken Sie die Augenbrauen, außen leicht nach oben gebogen. Anschließend malen Sie mit dem Flach-Pinsel auf beide Wangen große, schwarze chinesische Schriftzeichen. Als Highlight rollen Sie auf Augenlider und Lippen etwas kupferfarbenen Glitzer sowie auf die Schriftzeichen und Augenbrauen mittleren und groben Juwel-Glitzer.

Unser Tipp
Zu Zöpfen geflochtene Haare und ein „Chinesenhut" aus einem geformten, z.B. mit gelbem Haarspray besprühten großen Pappteller lassen Ihr Modell noch authentischer wirken!

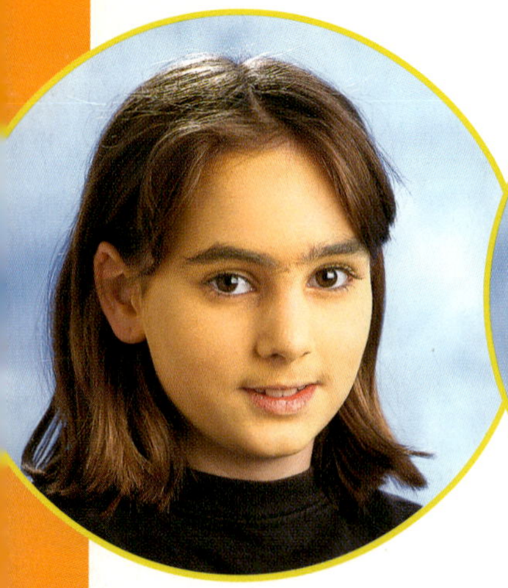

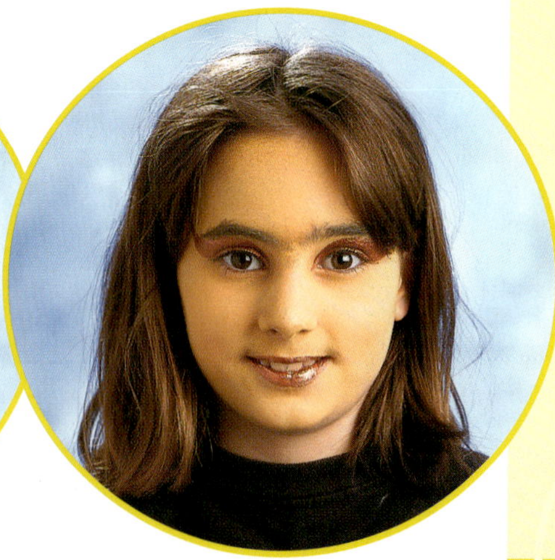

Material
- Wasserlösliche Schminkfarben: Goldgelb, Perlglanz-Kupfer, Schwarz
- Glitzer: Kupfer, Juwel-Glitzer (grob und mittel)
- Pinsel: Katzenzungen-Pinsel in Größe 2, Rund-Pinsel in Größe 3, Flach-Pinsel in Größe 4
- Schminkschwämmchen

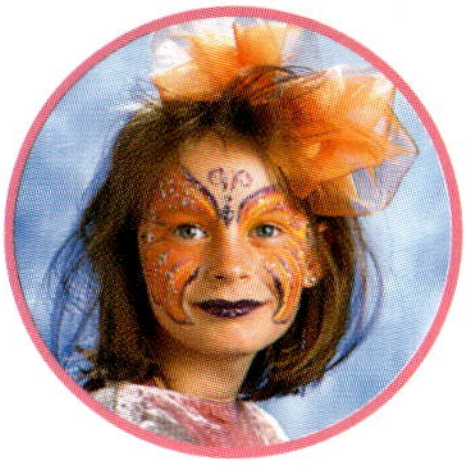

Miss Butterfly

Unser Tipp
Um Zeit zu sparen, können Sie beim Auftragen der Konturen und der Lippenfarbe mit dem Pinsel zuerst in die Farbe tupfen und dann anschließend gleich in den Glitzer tauchen – so wird beides gleichzeitig auf die Haut aufgetragen und der Glitzer hält vorzüglich!

1. Tragen Sie mit einem Schwämmchen große Schmetterlingsflügel in Perlglanz-Orange auf. Schattieren Sie dann mit Perlglanz-Pink hauchdünn die äußeren Ränder der Flügel.

2. Malen Sie mit dem Rund-Pinsel abwechselnd in Fuchsiapink, Goldenorange und Gelb leicht geschwungene Linien auf die Grundierung.

3. Nun fügen Sie dünne Striche in Perlglanz-Lila zwischen den Linien ein. Konturieren Sie die Schmetterlingsflügel ebenfalls mit Perlglanz-Lila und malen Sie Körper und Fühler des Schmetterlings auf die Stirn Ihres Modells. Anschließend färben Sie die Lippen mit Perlglanz-Lila und rollen mit einem feuchten Pinsel groben Juwel-Glitzer über die Stellen, die Sie hervorheben möchten. Über die lilafarbenen Bereiche der Maske geben Sie gleichfarbigen Glitzer.

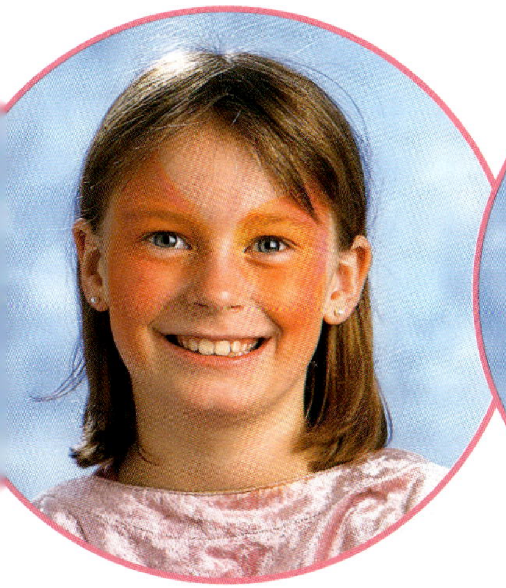

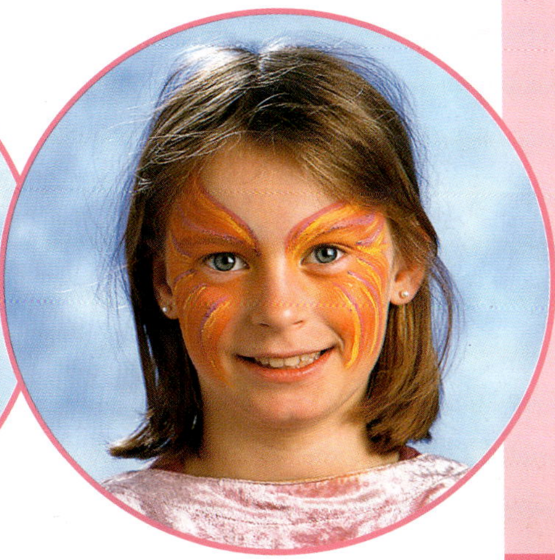

Material
- Wasserlösliche Schminkfarben: Perlglanz-Orange, Perlglanz-Pink, Fuchsiapink, Goldenorange, Gelb, Perlglanz-Lila
- Glitzer: Juwel-Glitzer (grob)
- Pinsel: Rund-Pinsel in Größe 3
- Schminkschwämmchen

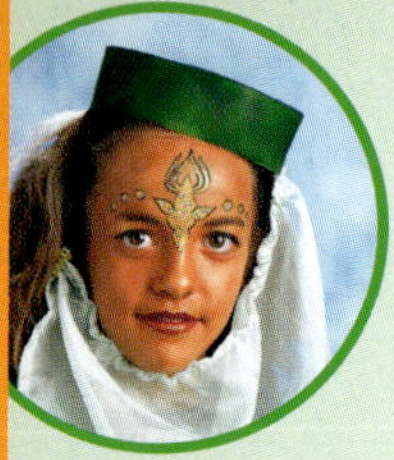

Suleika aus dem Orient

1. Grundieren Sie mit einem feuchten Schwämmchen das ganze Gesicht in Perlglanz-Kupfer.

2. Mit dem feinen Rund-Pinsel tragen Sie ein goldfarbenes Ornament von der Nasenwurzel bis zur Stirn auf. Malen Sie rechts und links des Motivs symmetrisch je drei mittelgroße goldene Punkte auf. Dann konturieren Sie das Motiv mit dem Pinsel ganz fein in Schwarz.

3. Nun umranden Sie die goldenen Punkte auf der Stirn mit einer zarten Linie. Abschließend kolorieren Sie die Lippen in Weinrot und schraffieren darüber hauchdünn wasserlösliche Farbe in Perlglanz-Gold. Hierzu passt hervorragend Glitzer in Golden-Juwel oder Weinrot auf den Lippen.

Unser Tipp
Eine stilechte Kopfbedeckung zaubern Sie aus einer halben Käseschachtel aus Karton, die Sie einfach mit Bastelfarbe grün bemalen.
Als Schleier befestigen Sie einen dünnen, weißen Gardinenstoff an zwei Punkten der Schachtel – fertig ist die orientalische Schönheit!

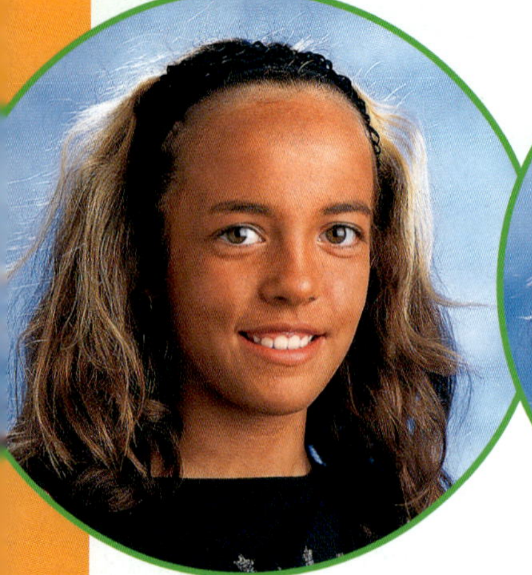

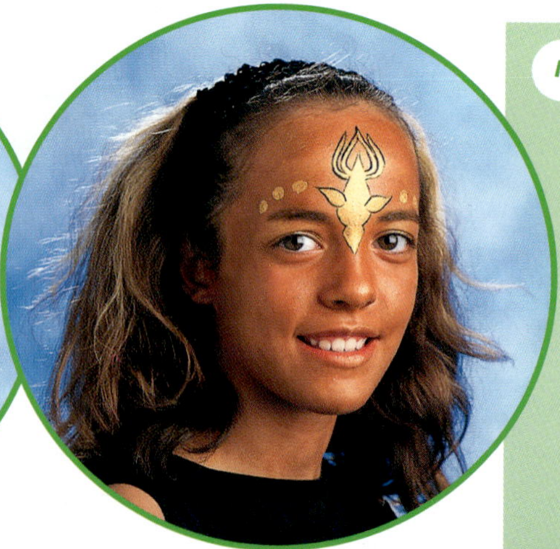

Material
- Wasserlösliche Schminkfarben: Perlglanz-Kupfer, Perlglanz-Gold, Schwarz
- Glitzer: Gold-Juwel (grob und mittel), Weinrot

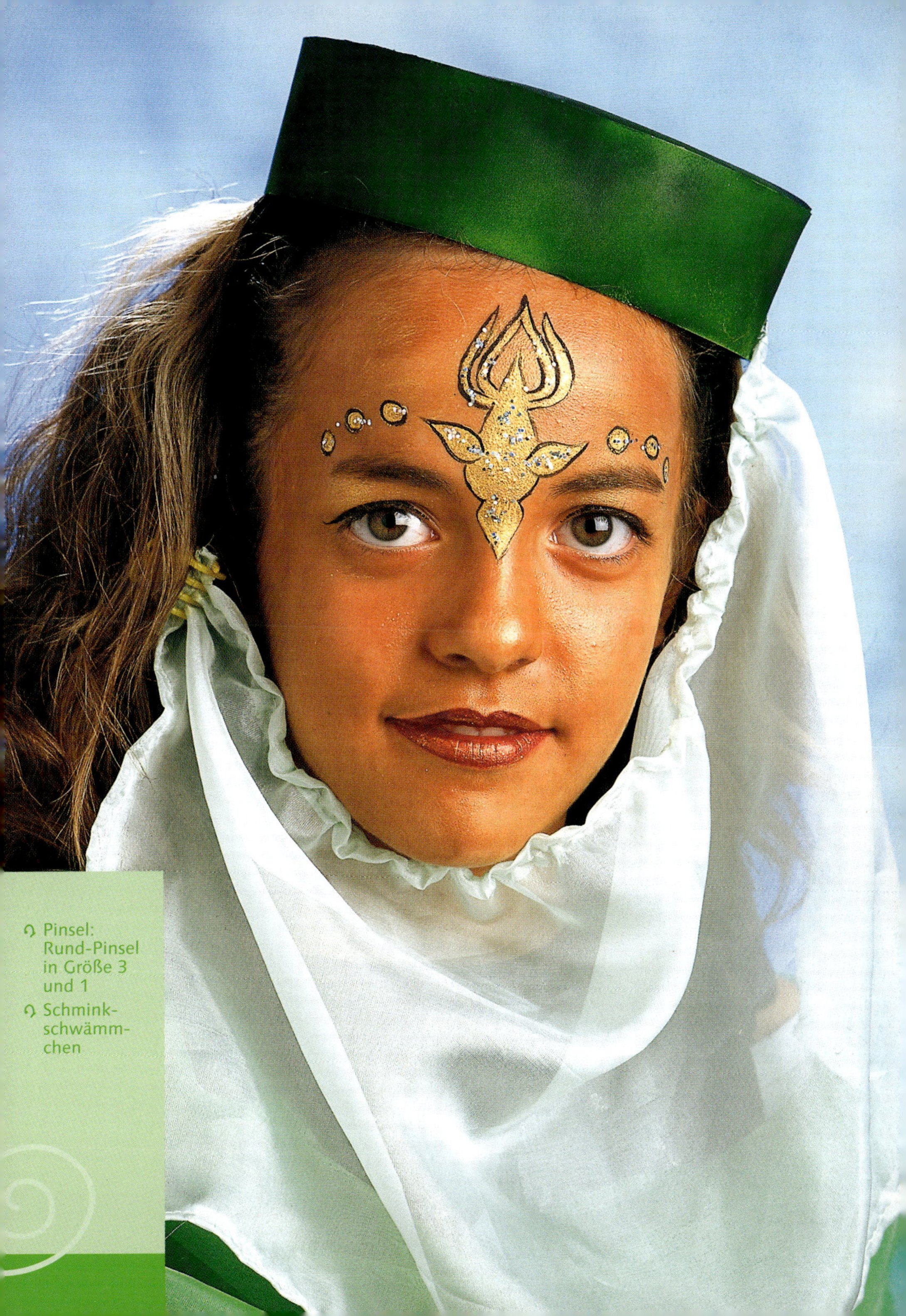

- Pinsel: Rund-Pinsel in Größe 3 und 1
- Schminkschwämmchen

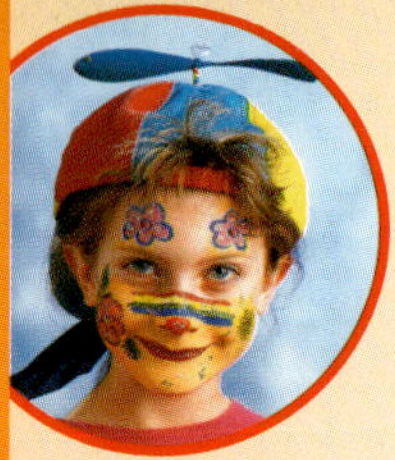

Toni, der Sommerclown

1. Grundieren Sie mit einem feuchten Schwämmchen zwei Halbkreise in Perlglanz-Gelb oberhalb der beiden Augenbrauen und grundieren Sie die gesamte untere Gesichtspartie.

2. Nun malen Sie mit dem Rund-Pinsel zwei große Blumen in Perlglanz-Pink über die Augenbrauen und eine Blume auf die Wange. Setzen Sie einen königsroten Punkt in die Mitte jeder Blume und konturieren Sie die Blume in Himmelblau. Dann schminken Sie die Lippen in Königsrot und verzieren sie mit gleichfarbigem Glitzer.

3. Wenn Sie alle Blumen konturiert und nach Ihrem Geschmack verziert haben, z.B. mit Blättern in Smaragdgrün, tragen Sie anschließend quer über den Nasenrücken von einer Wange zur anderen einen gelben Strich auf und zeichnen auf die unbemalte Wange eine leuchtende Sonne in der gleichen gelben Farbe. Dann malen Sie unter den gelben Streifen parallele Streifen in Smaragdgrün und Himmelblau. Zum Schluss zeichnen Sie über den gelben Strich einen königsroten Streifen und ergänzen die Maske mit einem gleichfarbigen großen runden Punkt auf der Nase. Für einen tollen Schimmer-Effekt rollen Sie Glitzer in der jeweiligen Farbe des Untergrunds auf. Auf die Stellen, die Sie besonders hervorheben möchten, tragen Sie groben Juwel-Glitzer auf.

Material

- Wasserlösliche Schminkfarben: Perlglanz-Gelb, Perlglanz-Rot, Königsrot, Himmelblau, Smaragdgrün, Sonnengelb
- Glitzer: Königsrot, Himmelblau, Smaragdgrün, Sonnengelb, Juwel-Glitzer (grob)
- Pinsel: Rund-Pinsel in Größe 4
- Schminkschwämmchen

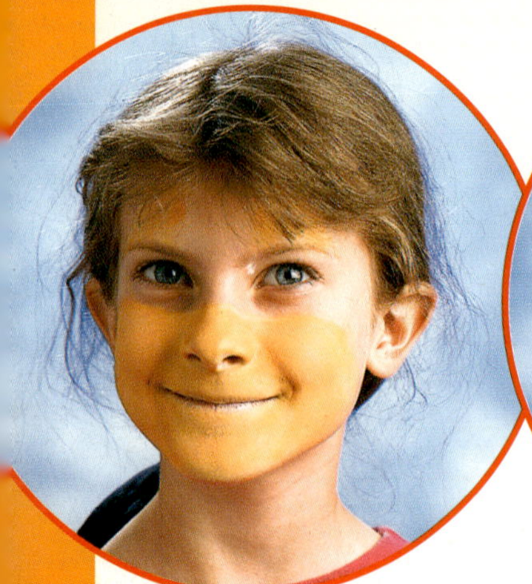

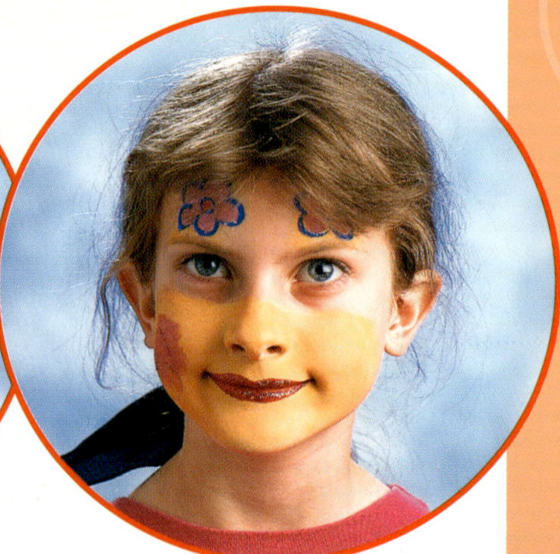

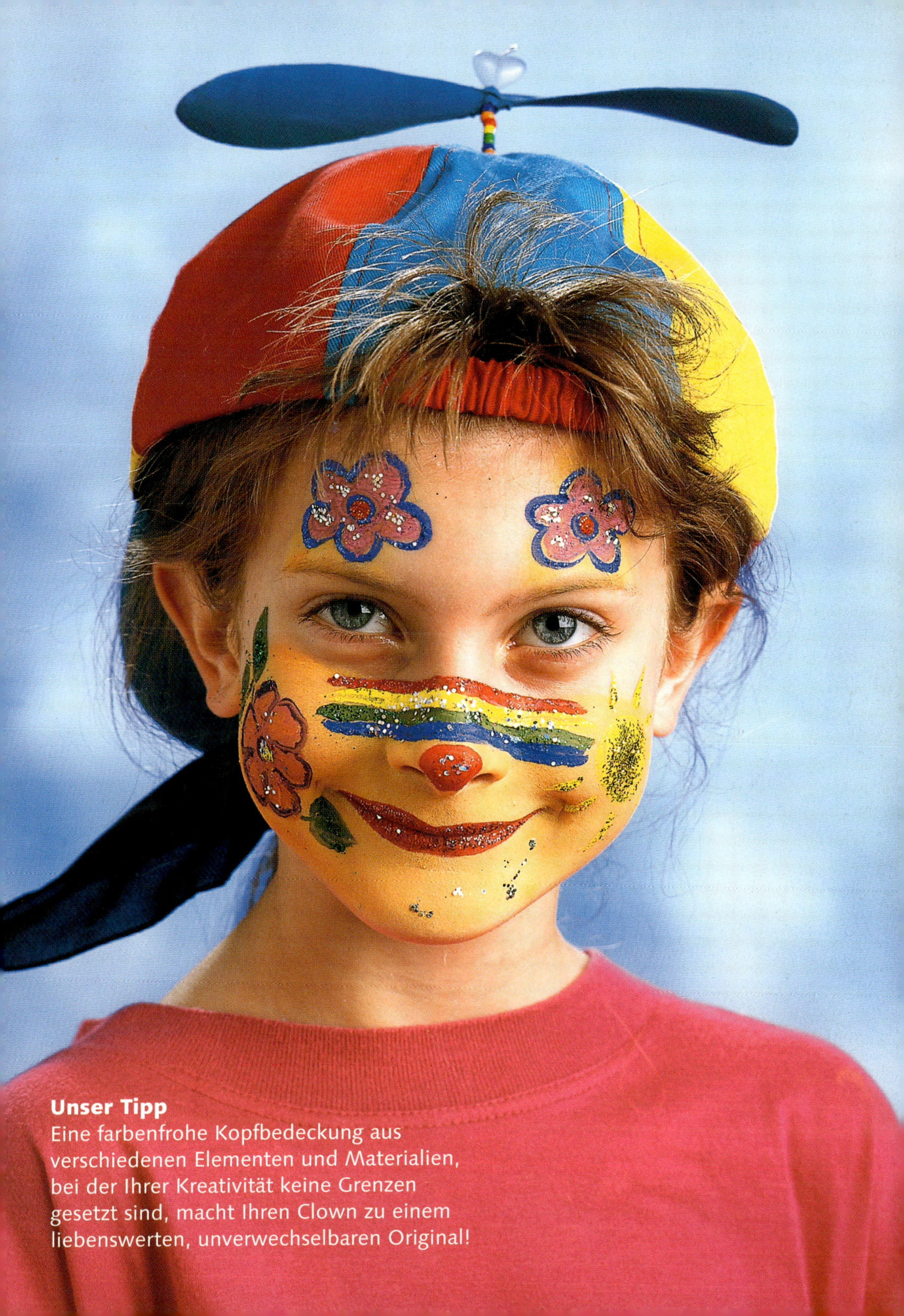

Unser Tipp
Eine farbenfrohe Kopfbedeckung aus verschiedenen Elementen und Materialien, bei der Ihrer Kreativität keine Grenzen gesetzt sind, macht Ihren Clown zu einem liebenswerten, unverwechselbaren Original!

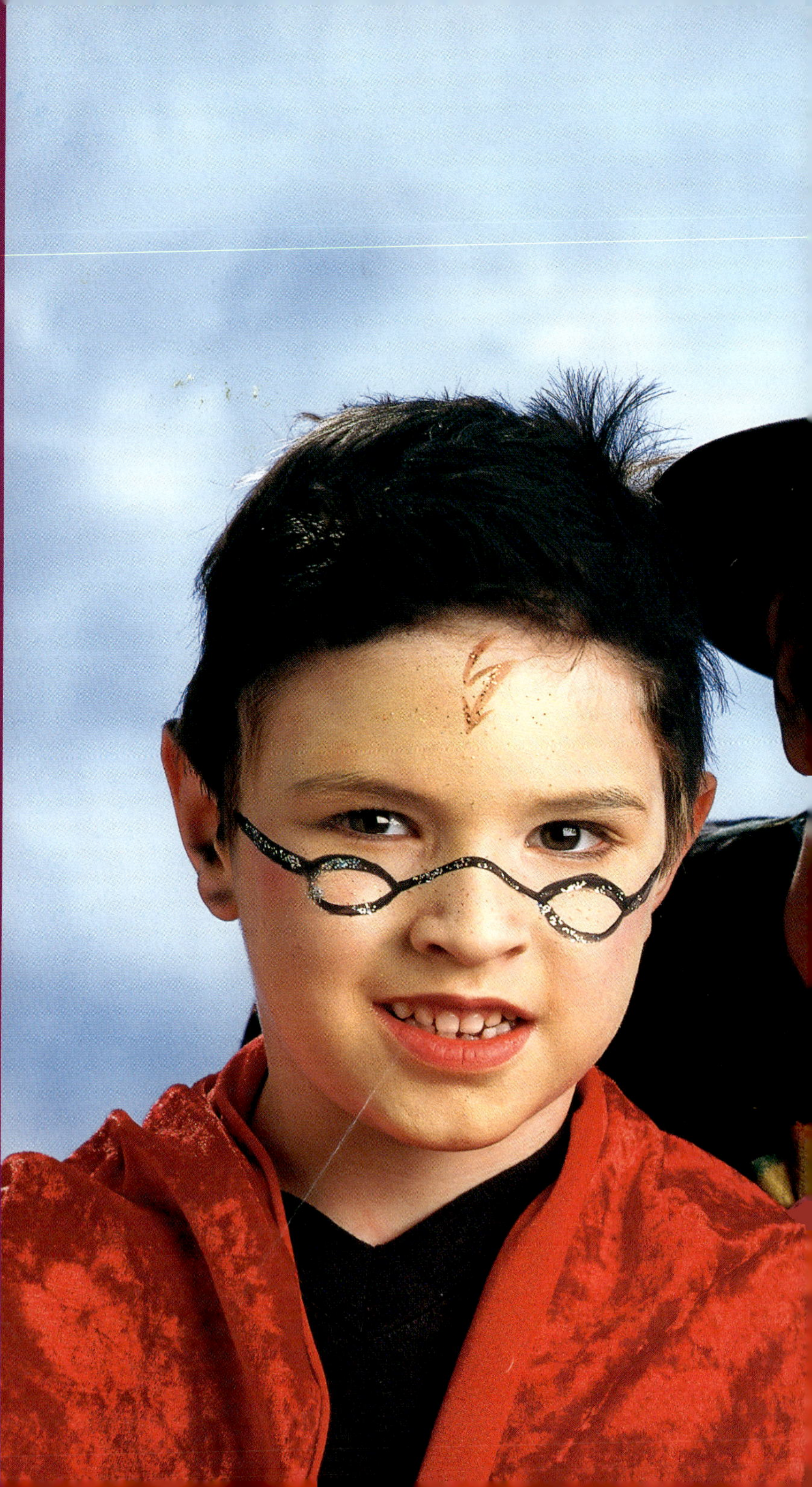

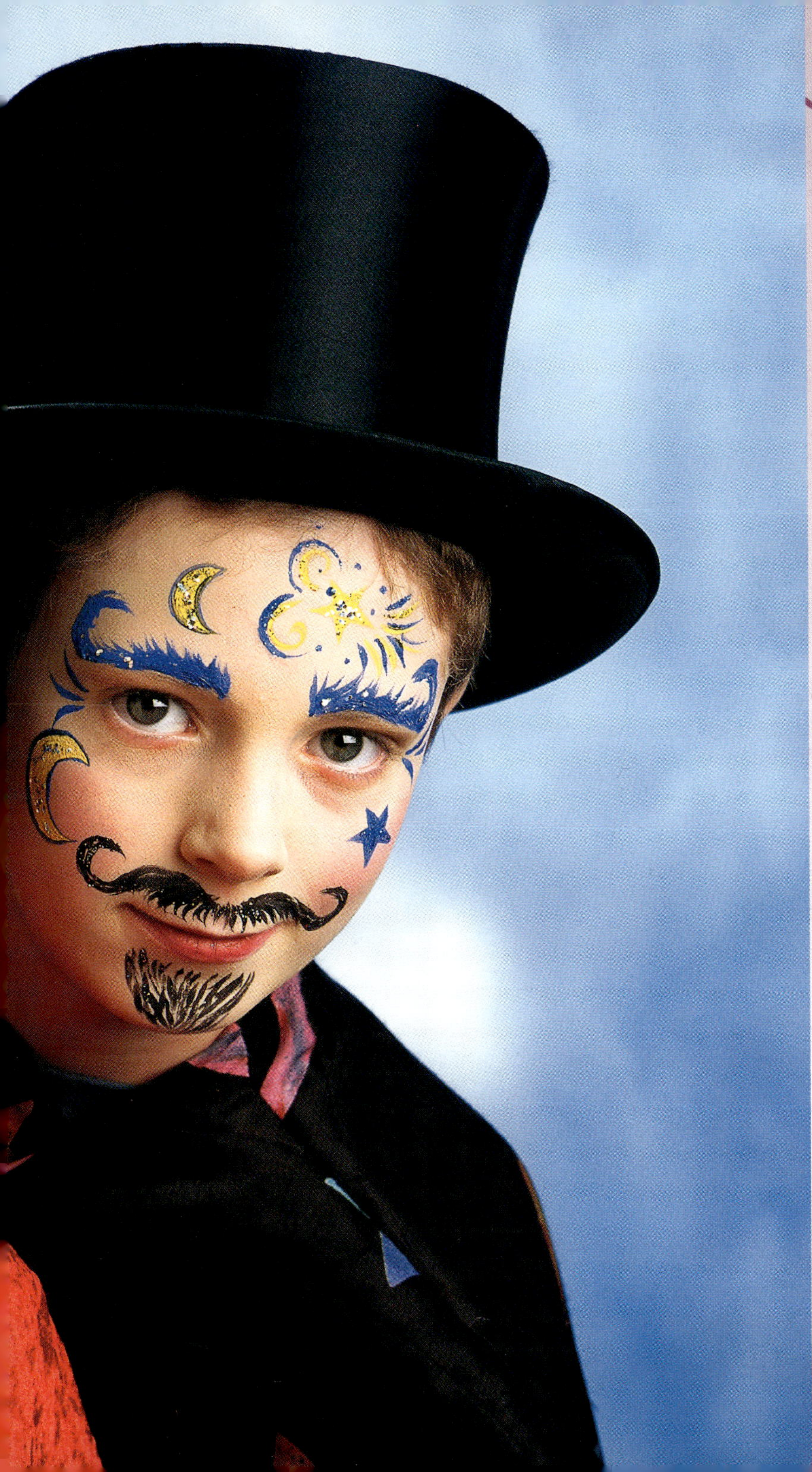

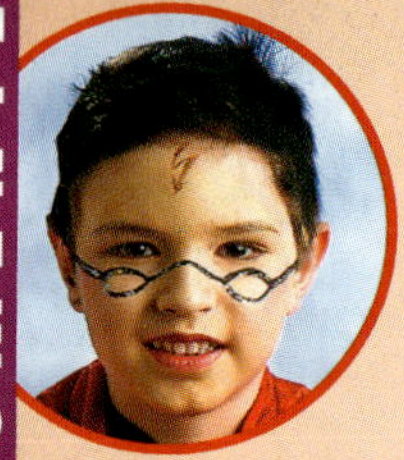

Lery, der Zauberlehrling

1. Grundieren Sie das ganze Gesicht hautfarben und schattieren Sie Schläfen und Wangen ganz leicht mit Hellpink.

2. Jetzt schraffieren Sie mit einem Schwämmchen alle nicht mit Hellpink schattierten Flächen leicht mit Perlglanz-Gold.

3. Malen Sie zunächst mit dem Rund-Pinsel einen braunen Blitz auf den oberen Bereich der Stirn. Danach zeichnen Sie eine schwarze Brille unter die Augen und kolorieren die Lippen weinrot.
Zum Schluss färben Sie die Haare mit Haarspray tiefschwarz ein und rollen groben Juwel-Glitzer mit einem Pinsel über die ganze Maske.

Unser Tipp
Damit die Brille Ihres kleinen Zauberlehrlings auch garantiert auf Anhieb wie angegossen sitzt, sollten Sie eventuell vorher Ihre Fähigkeiten als „Optiker" durch mehrfaches Zeichnen von Brillenfassungen auf Papier vervollkommnen.

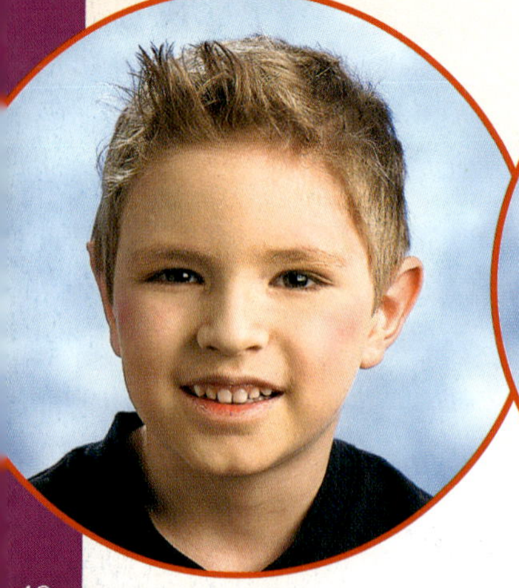

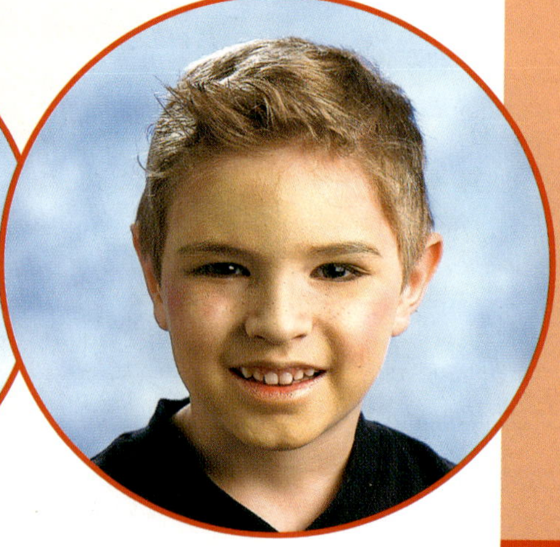

Material
- Wasserlösliche Schminkfarben: Hautfarben (hell), Perlglanz-Gold, Hellpink, Braun, Weinrot
- Glitzer: Juwel-Glitzer (grob)
- Pinsel: Rund-Pinsel in Größe 1
- Schminkschwämmchen
- Haarspray: Schwarz

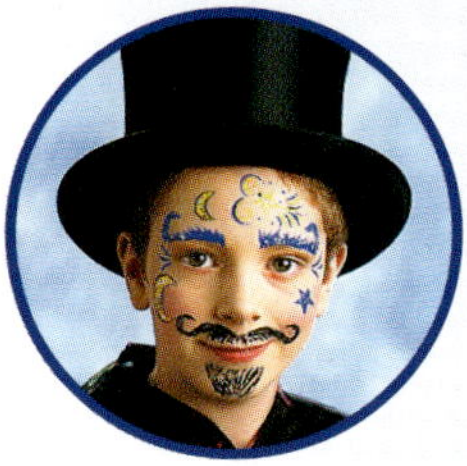

Max, der Magier

1. Grundieren Sie das ganze Gesicht Ihres Modells mit einem Schwämmchen hautfarben und schattieren Sie die Wangen dezent in Fuchsiapink.

2. Tragen Sie mit dem Rund-Pinsel Mondsicheln, Sterne und Ornamente in Gelb auf. Dann umrunden Sie die Motive in Himmelblau und akzentuieren die Ornamente mit derselben Farbe. Anschließend malen Sie übertrieben große, himmelblaue Augenbrauen auf und lassen diese nach oben halbkreisförmig auslaufen. Damit der Magier freundlicher erscheint, malen Sie links und rechts der Augen je drei geschwungene, blaue Lachfältchen. Dann färben Sie die Lippen weinrot.

3. Abschließend malen Sie mit dem Rund-Pinsel einen kunstvollen schwarzen Schnurr- und Kinnbart auf. Dann ergänzen Sie Ihre Maske mit einem fünfzackigen, mittelgroßen Stern in Blau auf der Wange und verzieren die Motive und Ornamente mit Glitzer in Sonnengelb, Himmelblau und Juwel-Glitzer.

Unser Tipp
Ein großer schwarzer Zylinder unterstreicht die „magische Präsenz" Ihres Magiers am besten!

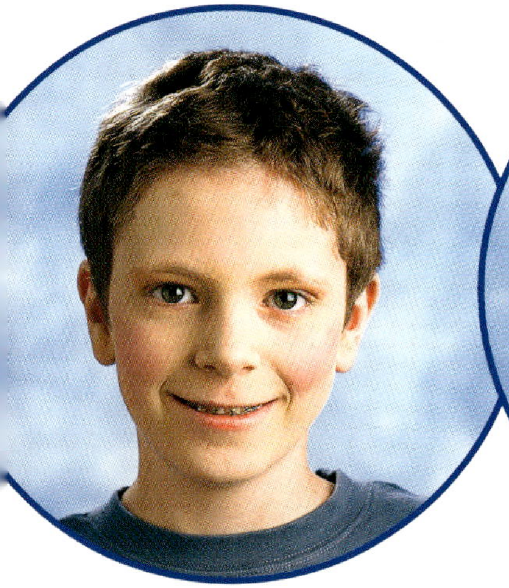

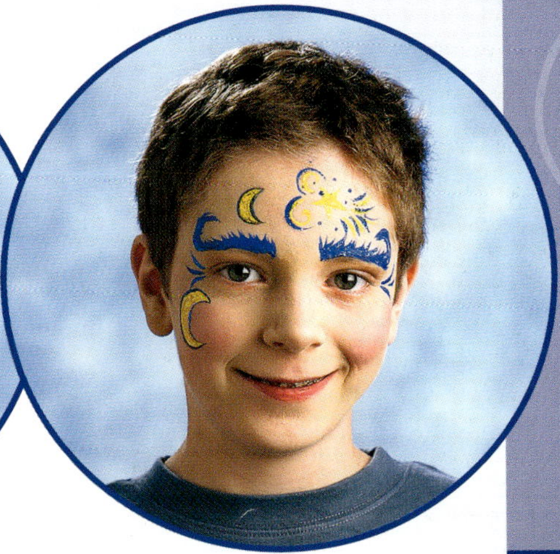

Material

- Wasserlösliche Schminkfarben: Hautfarben (hell), Fuchsiapink, Gelb, Himmelblau, Weinrot, Schwarz
- Glitzer: Sonnengelb, Himmelblau, Juwel-Glitzer (grob)
- Pinsel: Rund-Pinsel in Größe 3
- Schminkschwämmchen

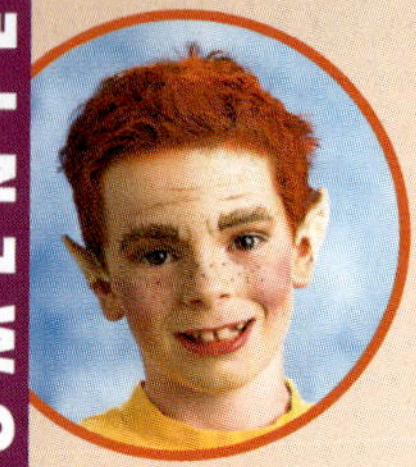

Klux, der Kobold

1. Tragen Sie mit einem Schwämmchen die Grundierung in heller Hautfarbe über das ganze Gesicht auf und grundieren Sie anschließend die Wangen hauchdünn in Fuchsiapink. Betonen Sie die oberen Augenlider in Perlglanz-Kupfer.

2. Nun malen Sie mit dem Rund-Pinsel dünne braune Fältchen auf Stirn, Augen- und Mundwinkel. Mit derselben Farbe tragen Sie buschige Augenbrauen auf. Anschließend bemalen Sie mit dem Katzenzungen-Pinsel die Lippen weinrot.

3. Tupfen Sie mit der Spitze des Rund-Pinsels kleine braune Sommersprossen auf und kolorieren Sie die Haare gut deckend mit orangefarbenem Haarspray.

Unser Tipp

Für den original Kobold-Look kleben Sie mit Mastix entsprechend geformte Kunstohren aus Latex auf die Ohren Ihres Modells. Sowohl den Kleber als auch die Latexohren erhalten Sie im gut sortierten Fachhandel.

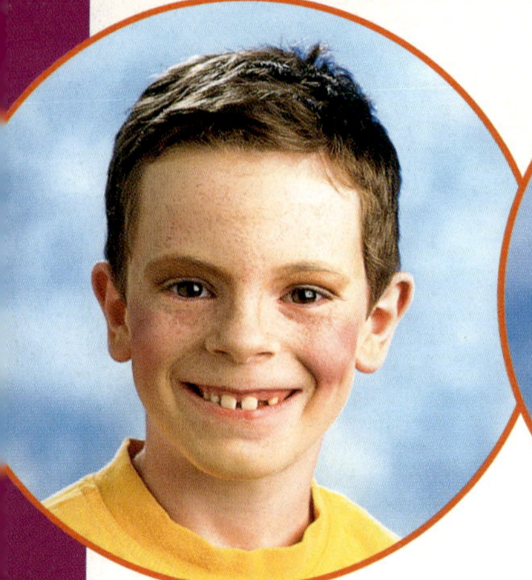

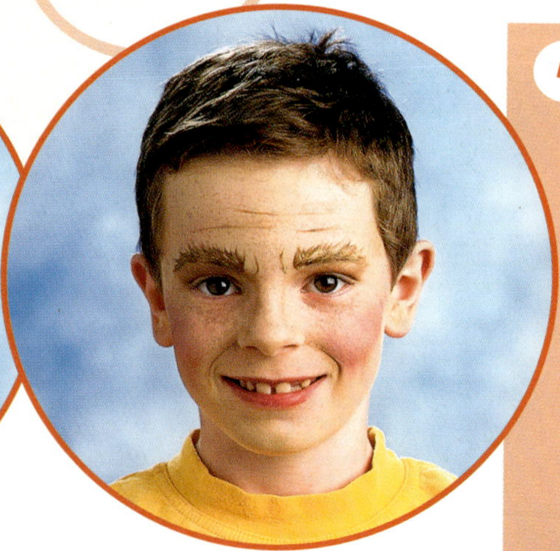

Material

- Wasserlösliche Schminkfarben: Hautfarben (hell), Fuchsiapink, Perlglanz-Kupfer, Braun, Weinrot
- Pinsel: Rund-Pinsel in Größe 1, Katzenzungen-Pinsel in Größe 2

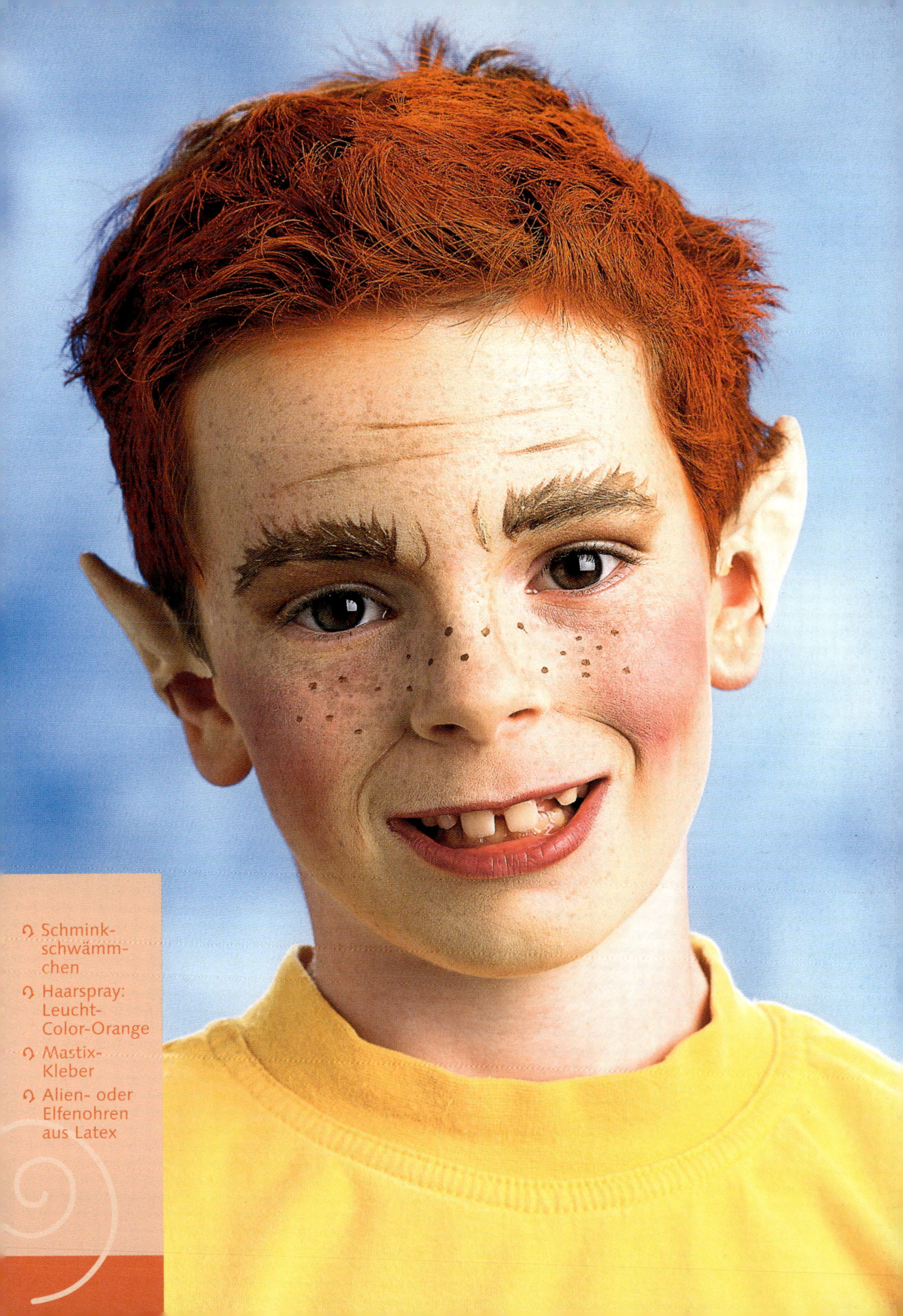

- Schmink-schwämmchen
- Haarspray: Leucht-Color-Orange
- Mastix-Kleber
- Alien- oder Elfenohren aus Latex

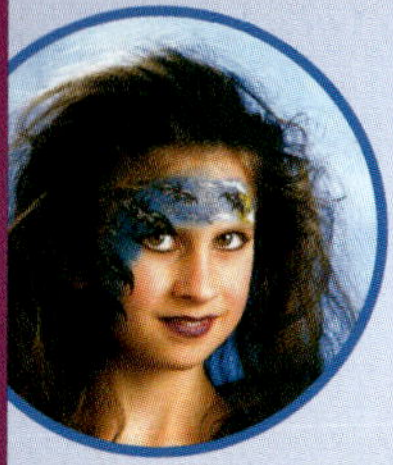

Glitzenda, die Glitzerhexe

1. Als Grundierung schraffieren Sie mit einem feuchten Schwämmchen und saphirblauer Farbe eine Gesichtshälfte sowie die Stirn.

2. Nun platzieren Sie mit dem größeren Rund-Pinsel einen gelben Mond auf einer Stirnseite. Tragen Sie dann mit dem ganz dünnen Rund-Pinsel beliebig viele schwarze Fledermaus-Silhouetten auf die blaue Grundierung auf. Die Augen heben Sie mit schwarzer Farbe hervor.

3. Schminken Sie den Mund mit dem Katzenzungen-Pinsel in Weinrot und geben Sie weinroten Glitzer darüber. Anschließend ziehen Sie mit dem feinen Rund-Pinsel einige weiße Striche auf Fledermausflügel und Nachthimmel. Zuletzt akzentuieren Sie einzelne Partien mit Glitzer in Lila, Nachtschwarz, Navy- und Himmelblau.

Unser Tipp
Bei dieser Maske verstärken Sie den Gruseleffekt mit einem synthetischen Spinnennetz im Haar der Hexe!

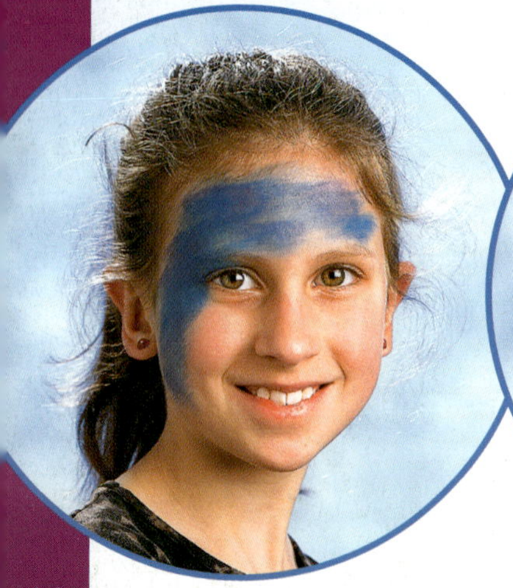

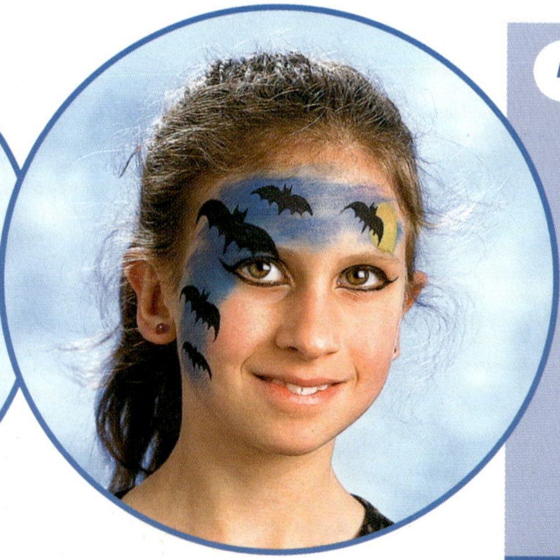

Material
- Wasserlösliche Schminkfarben: Saphirblau, Gelb, Schwarz, Weinrot, Weiß
- Glitzer: Weinrot, Lila, Nachtschwarz, Navyblau, Himmelblau

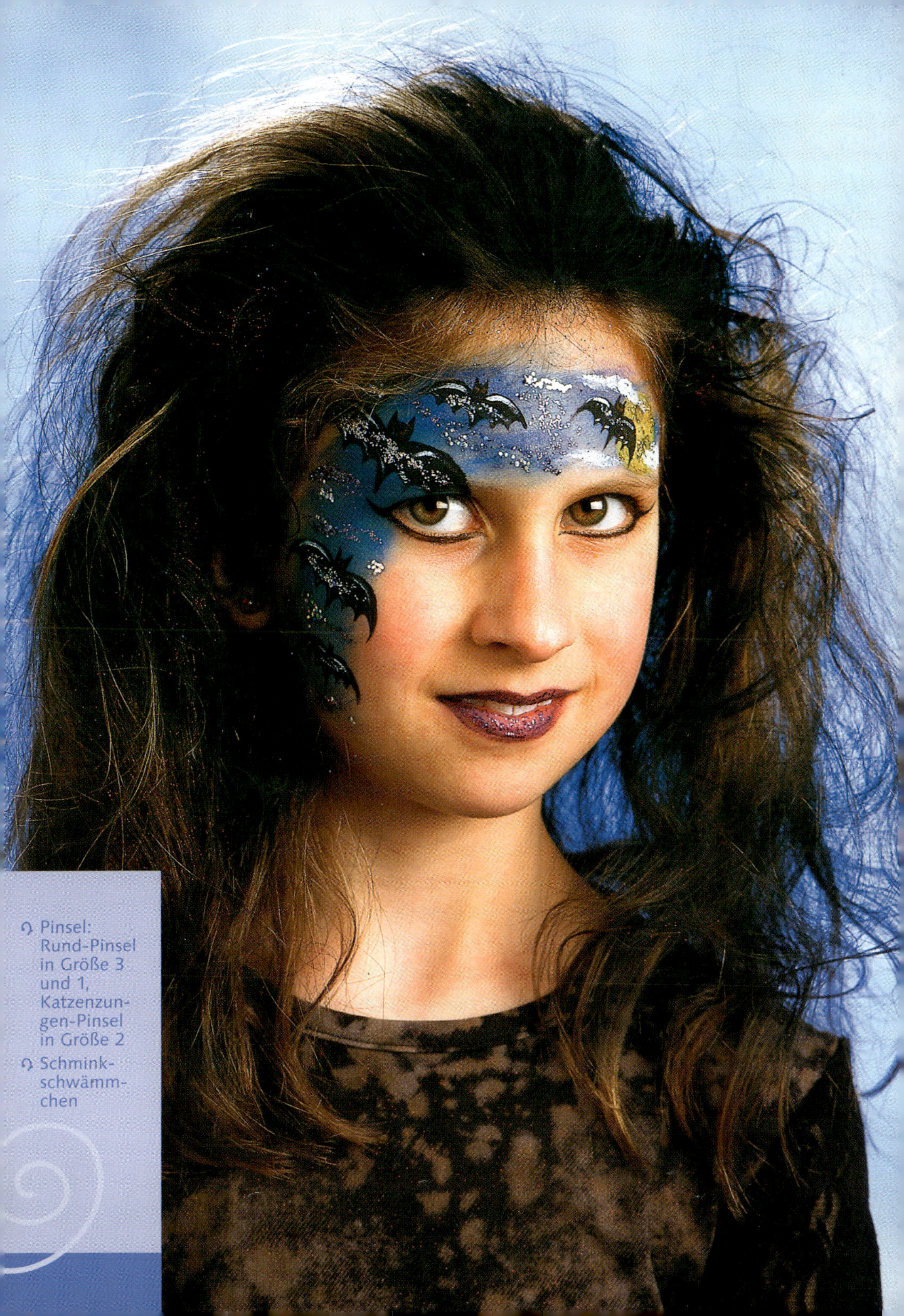

- Pinsel: Rund-Pinsel in Größe 3 und 1, Katzenzungen-Pinsel in Größe 2
- Schminkschwämmchen

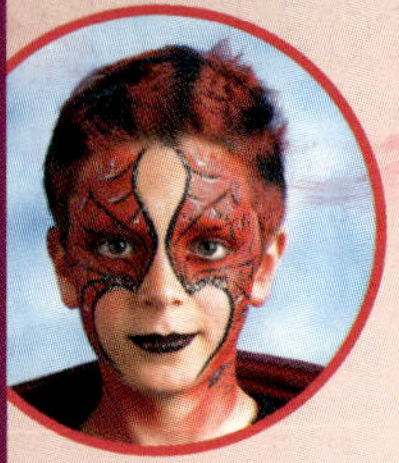

Sky, der Spinnenmann

1. Grundieren Sie beide Gesichtshälften und den Hals, wie auf dem ersten Bild dargestellt, mit einem feuchten Schwämmchen in Königsrot.

2. Dann malen Sie mit dem dünnen Rund-Pinsel über die gesamte Grundierung schwarze Spinnennetze und platzieren auf einer Halsseite eine Spinne. Sie können nun vorsichtig mit einem feuchten Pinsel auf die schwarzen Linien des Spinnengewebes roten und silberfarbenen Juwel-Glitzer aufrollen. Anschließend schminken Sie die Lippen schwarz.

3. Jetzt fügen Sie den schwarzen Linien des Spinnennetzes sehr feine weiße Linien bei und rollen dann mit einem feuchten Pinsel rosen- und königsroten Glitzer über die Maske und auf den Mund. Zum Schluss färben Sie die Haare in breiten Längslinien mit Haarspray abwechselnd in Rot und Schwarz.

Unser Tipp
Die Ausführung dieser Maske mit ihrer feinen Linienführung ist nicht ganz einfach. Unterschiedlich starke Linien oder ungleiche Abstände zwischen den Linien lassen sich leicht durch reichlich Glitzer, den Sie mit einem Pinsel aufrollen, kaschieren.

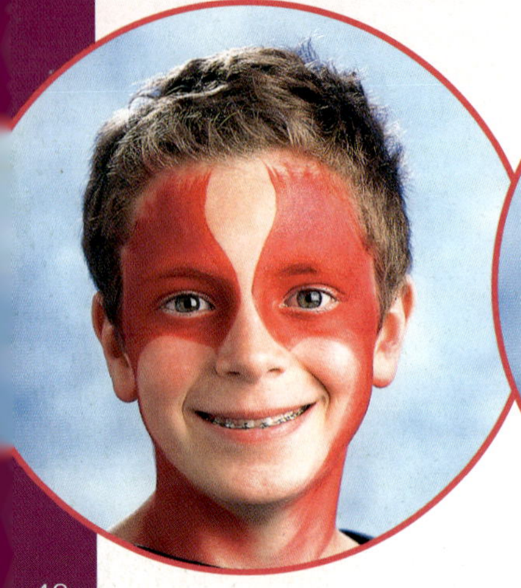

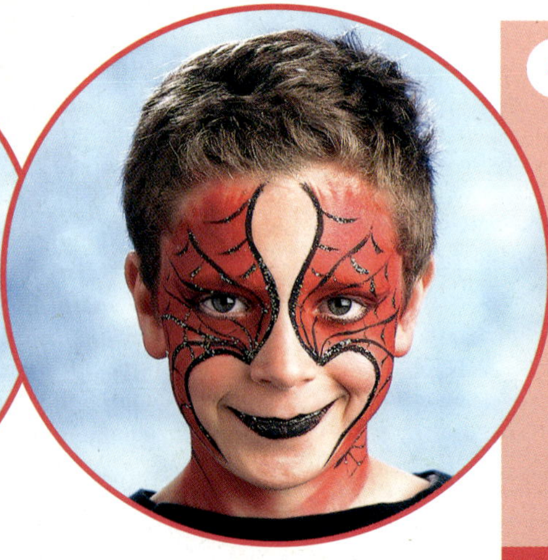

Material

- Wasserlösliche Schminkfarben: Königsrot, Schwarz, Weiß
- Glitzer: Roter Juwel-Glitzer, Juwel-Glitzer (grob), Rosenrot, Königsrot

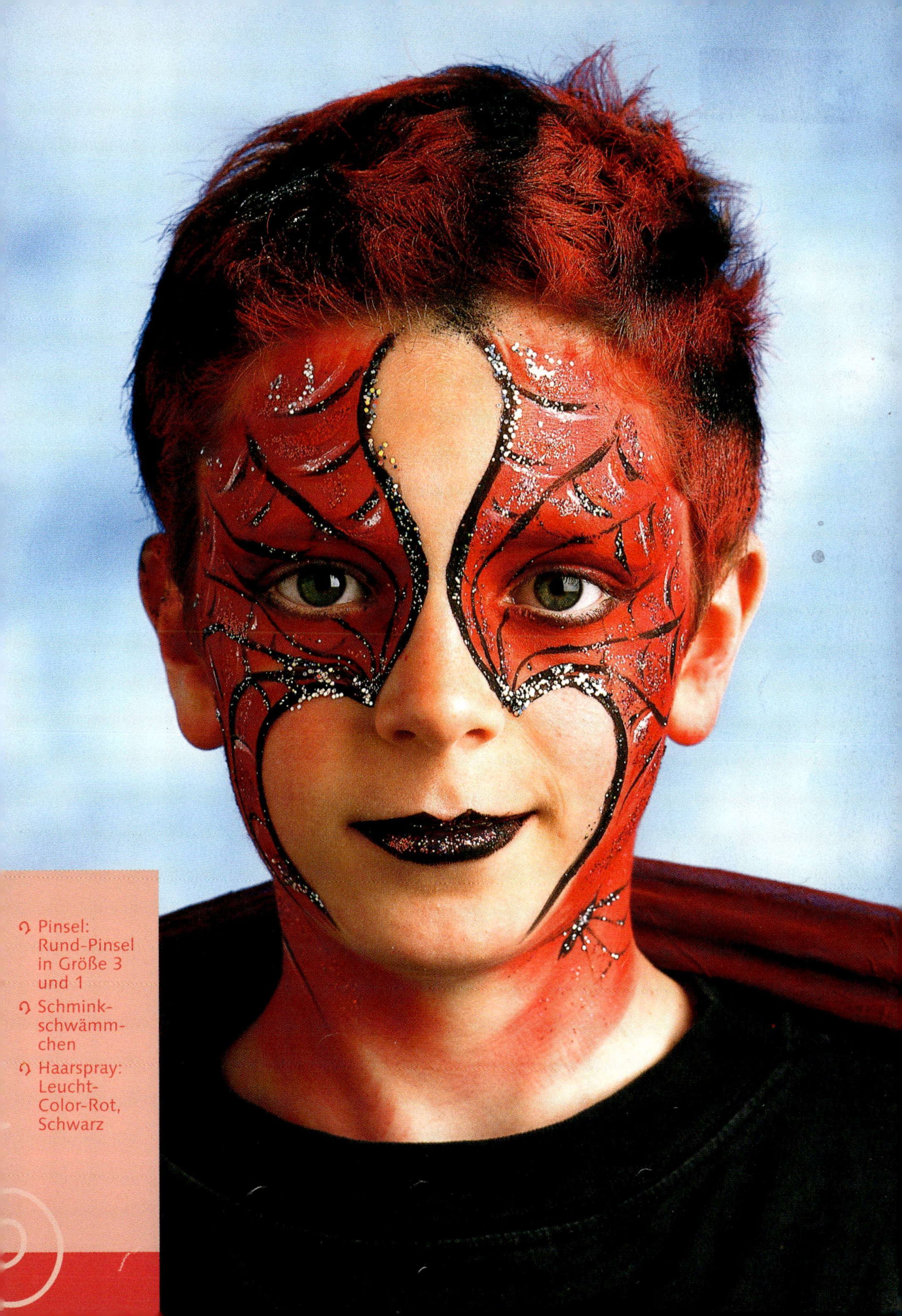

- Pinsel: Rund-Pinsel in Größe 3 und 1
- Schminkschwämmchen
- Haarspray: Leucht-Color-Rot, Schwarz

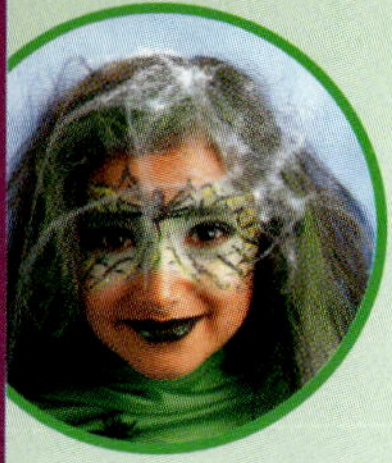

Skyla, die Spinnenfrau

1. Grundieren Sie mit einem feuchten Schwämmchen eine Schmetterlingsform von den oberen Wangen bis zur Stirn changierend mit Pastell- und Hexengrün und schraffieren Sie mit Pastellgelb leicht darüber.

2. Malen Sie nun mit dem dünnen Rund-Pinsel ein schwarzes Spinnennetz über die gesamte Grundierung und platzieren Sie eine dicke, gruselige Spinne zwischen den Augen.

3. Fügen Sie in Pastellgrün mit dem schmalen Rund-Pinsel dünne Striche ein und schminken Sie den Mund schwarz. Dann verzieren Sie Schminkmaske und Lippen mit Glitzer in Frosted Green, Candy Yellow und Juwel-Glitzer und färben die Haare mit grünem Haarspray.

Unser Tipp
Besonders gruselig und echt wirkt Ihre Spinnenfrau, wenn Sie ein synthetisches Spinnennetz mit Spinne, das Sie im Fachhandel erhalten, in die Frisur einarbeiten.

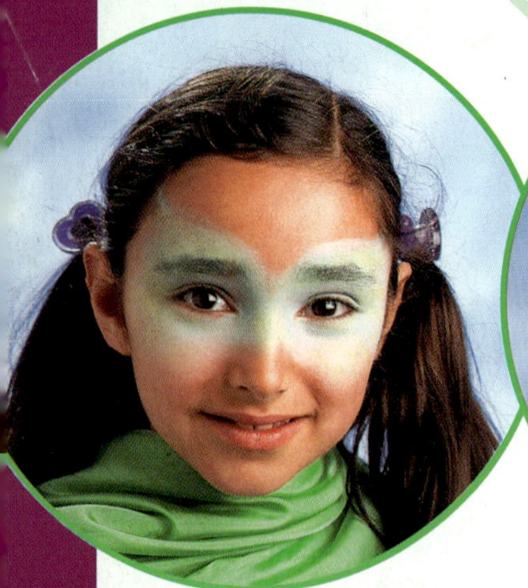

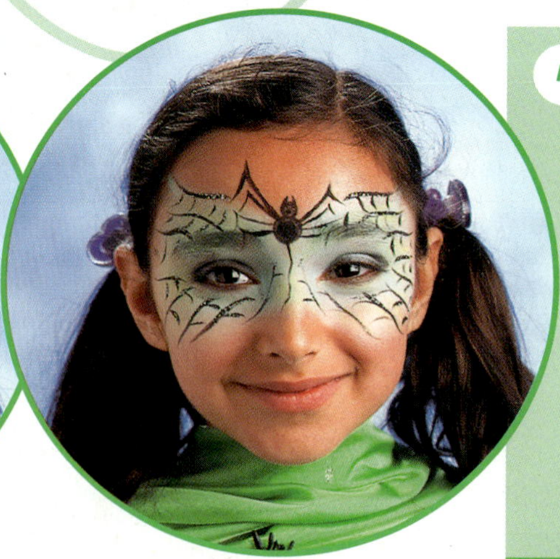

Material

- Wasserlösliche Schminkfarben: Pastellgrün, Hexengrün, Pastellgelb, Schwarz
- Glitzer: Frosted Green, Candy Yellow, Juwel-Glitzer (grob)

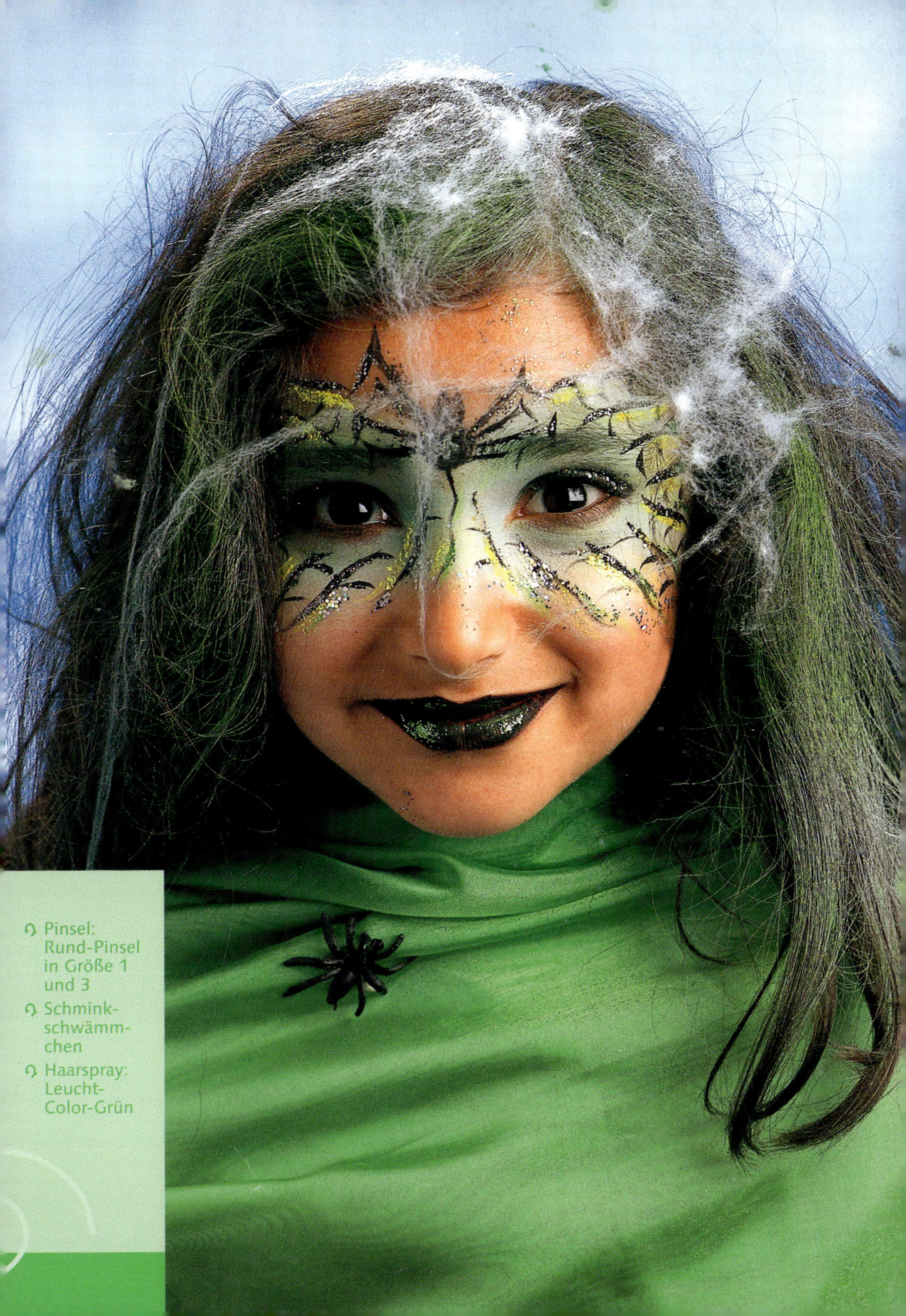

- Pinsel: Rund-Pinsel in Größe 1 und 3
- Schminkschwämmchen
- Haarspray: Leucht-Color-Grün

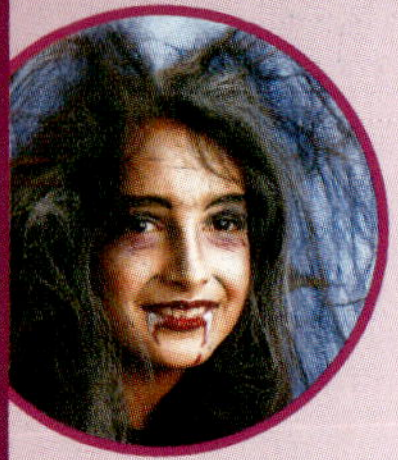

Vanda, der Vampir

1. Grundieren Sie das ganze Gesicht zunächst mit einem feuchten Schwämmchen mit heller Hautfarbe. Anschließend schattieren Sie Schläfen, Nasenflügel, Wangen, Stirnfeld, Mundwinkel und Augenlider in Grau.

2. Nun tragen Sie mit einem dünnen Rund-Pinsel zarte, schwarze Fältchen und kräftige, geschwungene Augenbrauen auf.

3. Unter den Augen schattieren Sie leicht mit einem Schwämmchen in Lila und zeichnen darüber Fältchen in Hellpink. Links und rechts der Unterlippe malen Sie je einen Reißzahn in Weiß auf und umranden diesen mit Schwarz. Schminken Sie die Lippen mit Königsrot und geben Sie einzelne „Blutstropfen" auf die Reißzähne und das Kinn. Verwenden Sie – je nach Untergrundfarbe – königsroten Glitzer, groben und feinen Juwel-Glitzer sowie Glitzer in der Farbe Gunmetal.

Unser Tipp
Der Gesichtsausdruck des Vampirs wird noch grimmiger, wenn Sie die Fältchen an den Augenwinkeln steiler nach unten führen und am Nasenansatz stärker abfallen lassen.

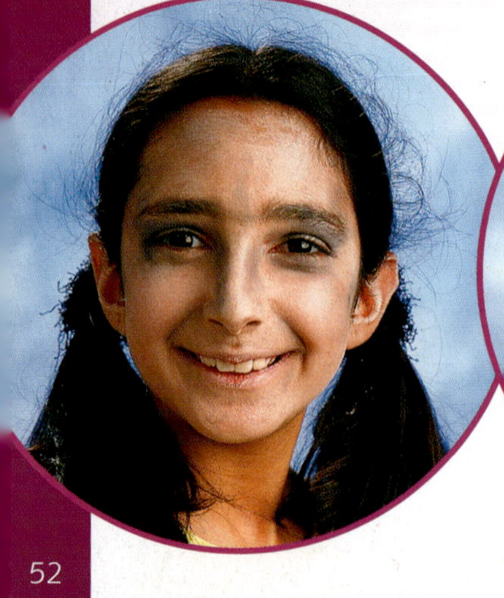

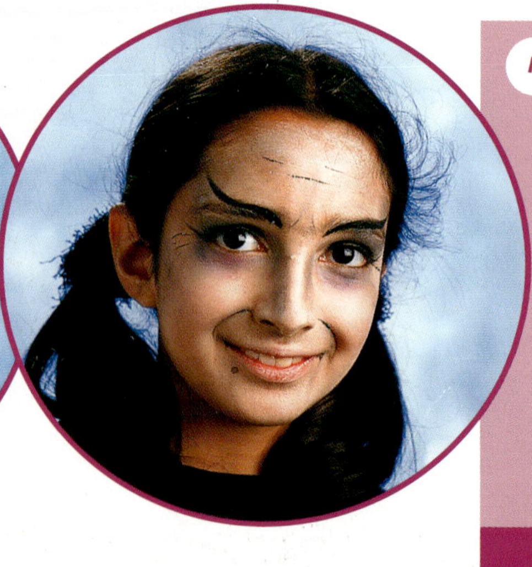

Material

- Wasserlösliche Schminkfarben: Hautfarben (Hell), Grau, Lila, Weiß, Schwarz, Hellpink, Königsrot
- Glitzer: Königsrot, Juwel-Glitzer (grob und fein), Gunmetal

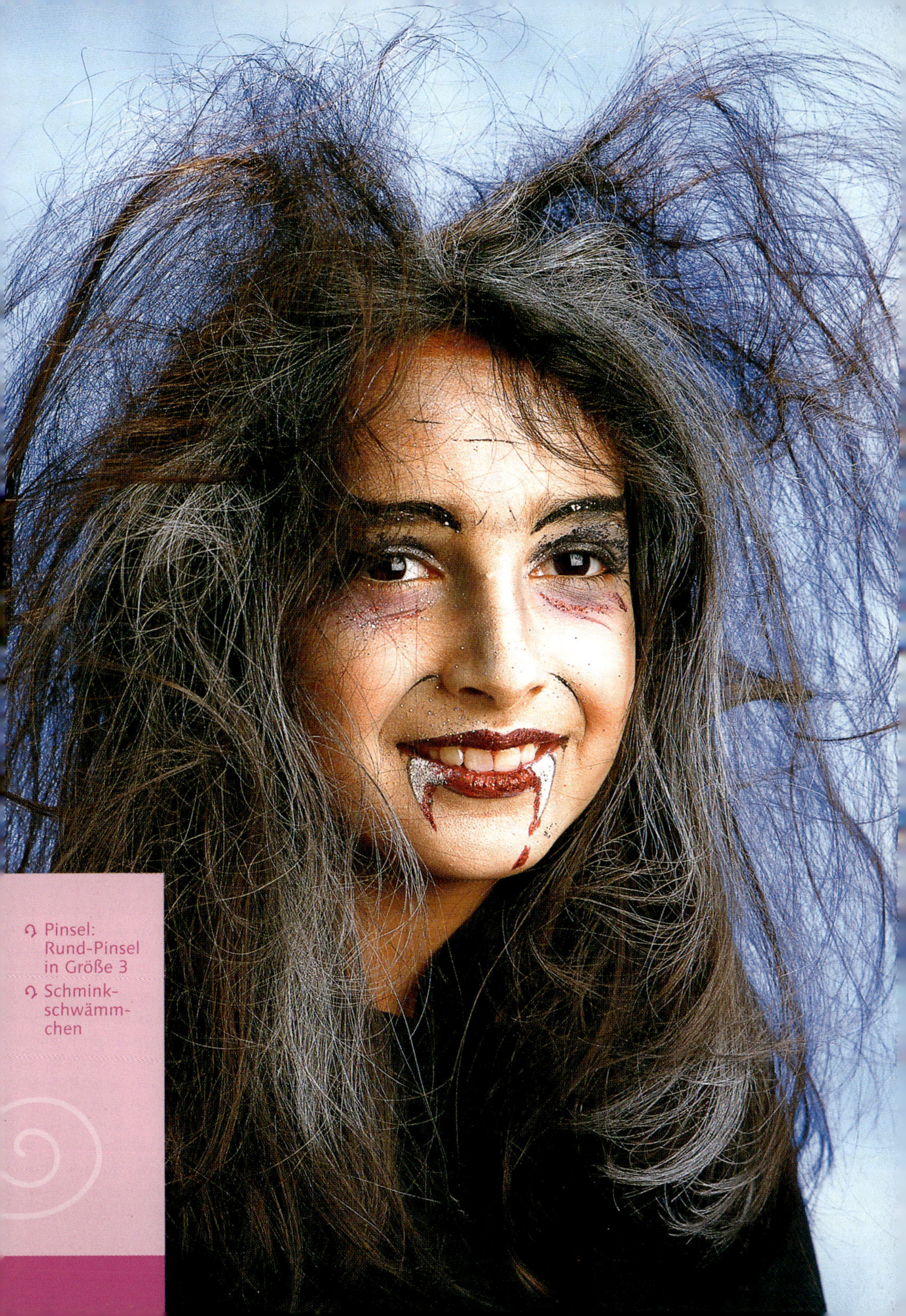

- Pinsel: Rund-Pinsel in Größe 3
- Schminkschwämmchen

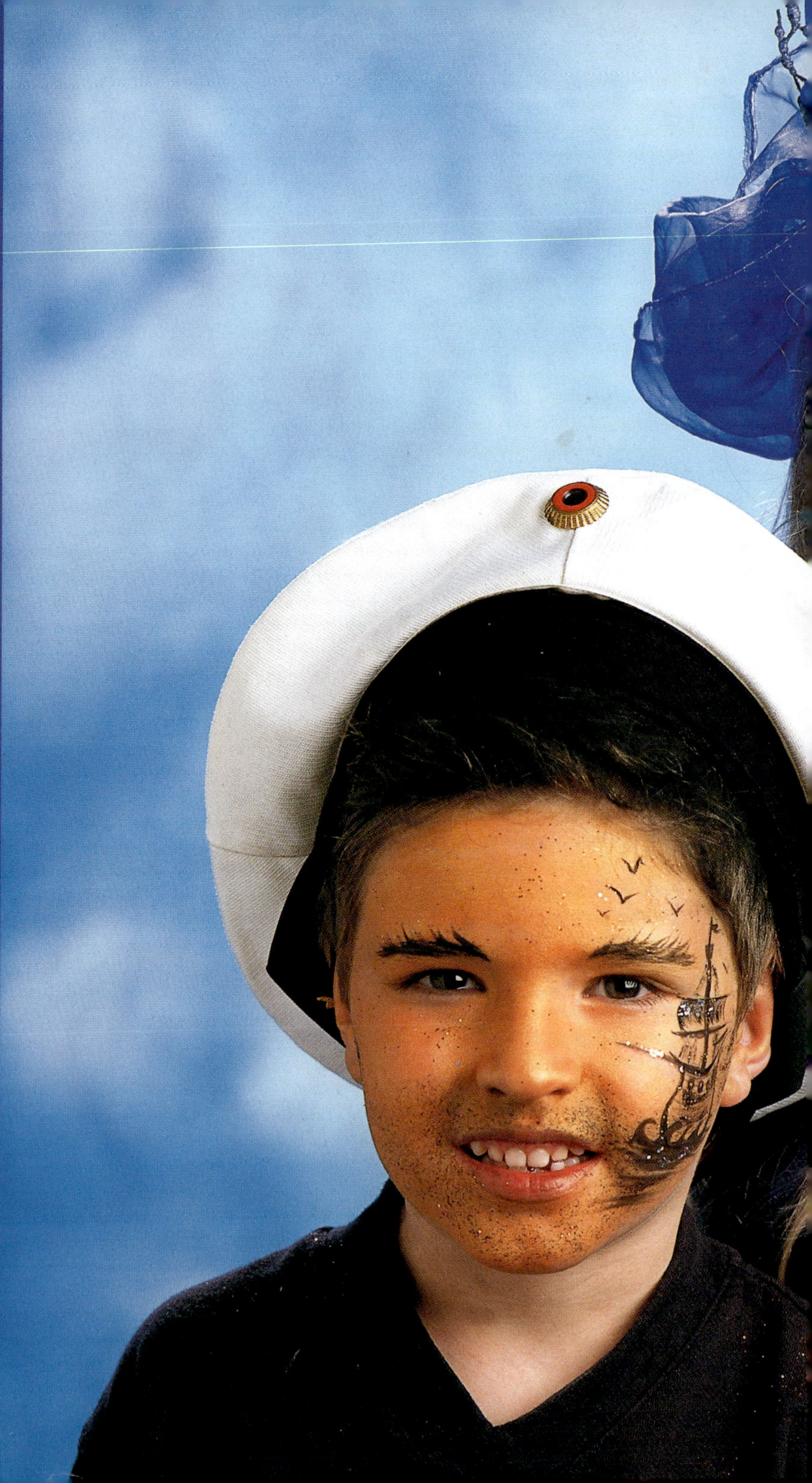

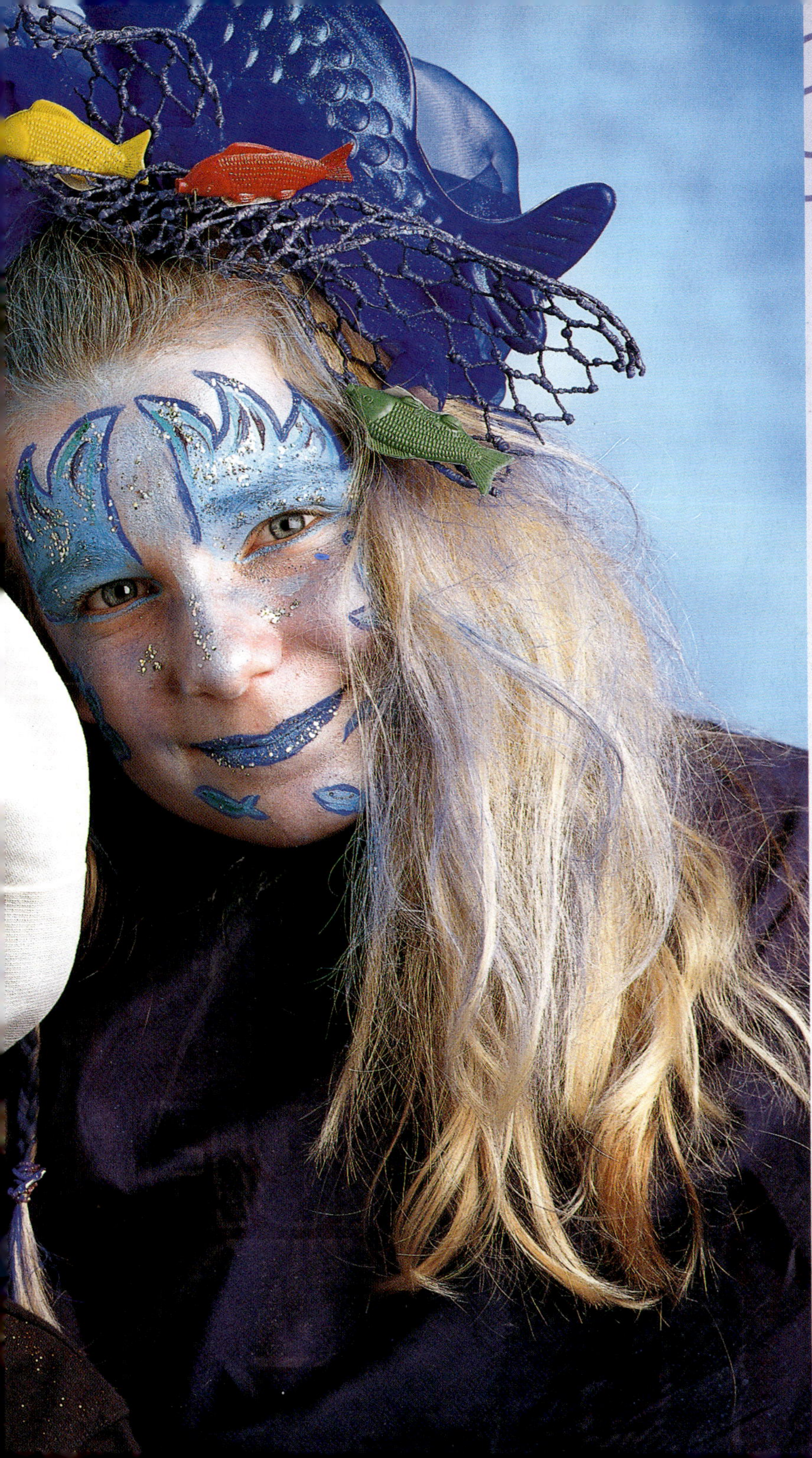

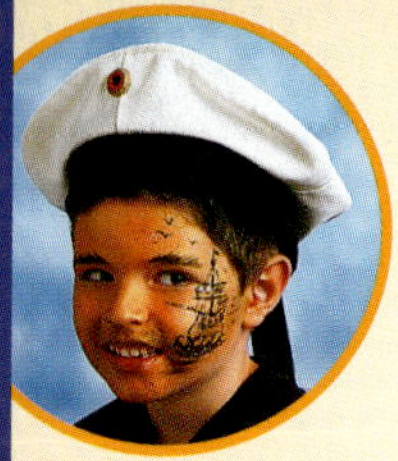

Mutiger Matrose

1. Grundieren Sie das Gesicht Ihres Modells abwechselnd mit Perlglanz-Gold und Perlglanz-Kupfer.

2. Tupfen Sie mit einem Bartstoppelschwämmchen rund um den Mund schwarze Bartstoppeln auf. Nun malen Sie mit dem Rund-Pinsel mit Schwarz die Augenbrauen und auf einer Wange ein Schiff auf.

3. Deuten Sie in Ihrer Maske ein paar Seevögel an, wahlweise als schwarze Silhouette oder auch als weiße Möwen, und verzieren Sie die Maske mit Gold-Juwel-Glitzer.

Unser Tipp
Als Alternative zum Schiff können Sie auch andere nautische Symbole, z. B. einen Anker oder ein Steuerrad, in Ihre Maske einarbeiten. Mit einer richtigen Matrosenmütze wirkt Ihr kleiner Seemann noch authentischer!

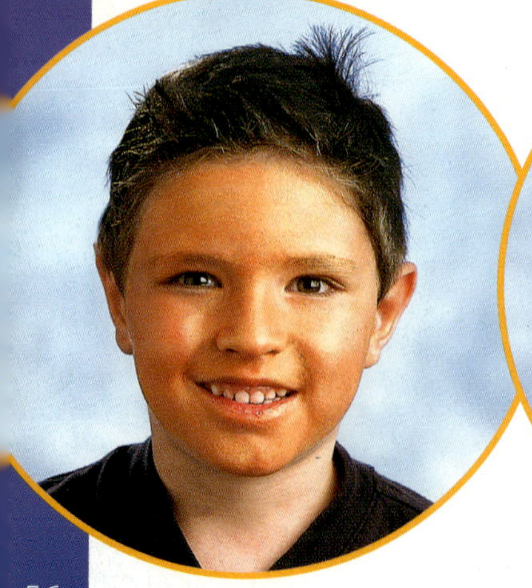

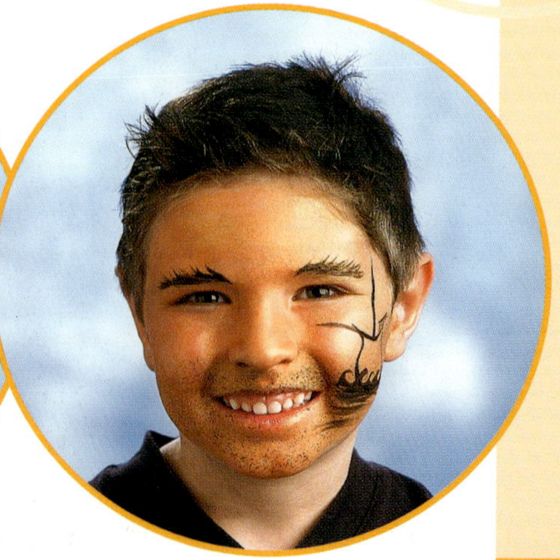

Material
- Wasserlösliche Schminkfarben: Perlglanz-Gold, Perlglanz-Kupfer, Schwarz
- Glitzer: Gold-Juwel-Glitzer (mittel)
- Pinsel: Rund-Pinsel in Größe 1
- Schminkschwämmchen
- Bartstoppelschwämmchen

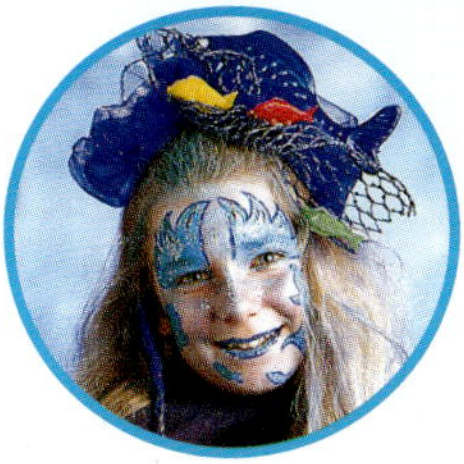

Anmutige Wassernixe

1. Schattieren Sie zunächst als Grundierung mit Perlglanz-Blau. Geben Sie anschließend etwas Perlglanz-Silber darüber.

2. Malen Sie mit dem Katzenzungen-Pinsel in Perlglanz-Türkis „Wellen" über den Augen auf. Dann zeichnen Sie in derselben Farbe Fische, Muscheln und einen Delfin.

3. Mit dem Rund-Pinsel konturieren Sie anschließend die Motive in Himmelblau. Geben Sie zum Schluss Juwel-Glitzer auf die Maske, der bei der Wassernixe die im Licht glänzende Wasseroberfläche symbolisieren soll.

Unser Tipp
Leichte blaue Strähnen im Haar, ein blauer Zopf und eine meeresblaue Kopfbedeckung aus Tüll und Stoff, garniert mit ein paar Plastikfischchen, sind das passende Outfit für die charmante Wassernixe!

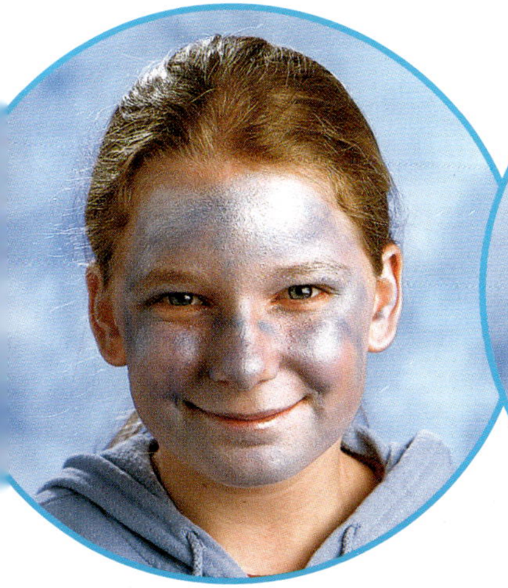

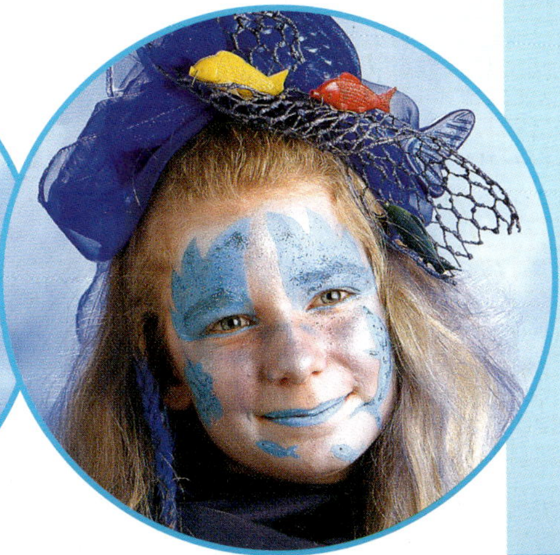

Material

- Wasserlösliche Schminkfarben: Perlglanz-Blau, Perlglanz-Silber, Perlglanz-Türkis, Himmelblau, Schwarz
- Glitzer: Juwel-Glitzer (grob)
- Pinsel: Katzenzungen-Pinsel in Größe 8, Rund-Pinsel in Größe 2
- Schminkschwämmchen
- Haarspray: Leucht-Color-Blau

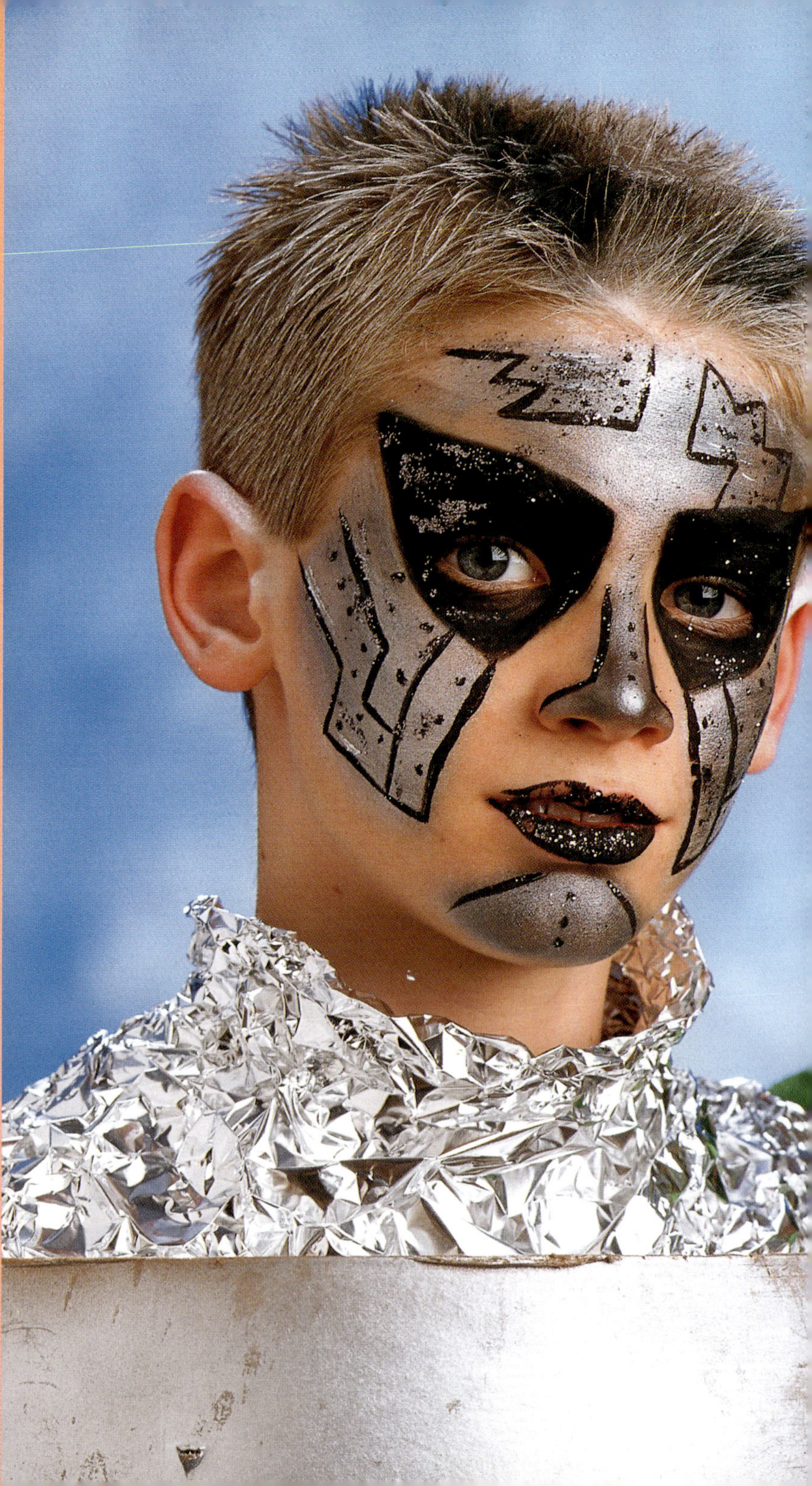

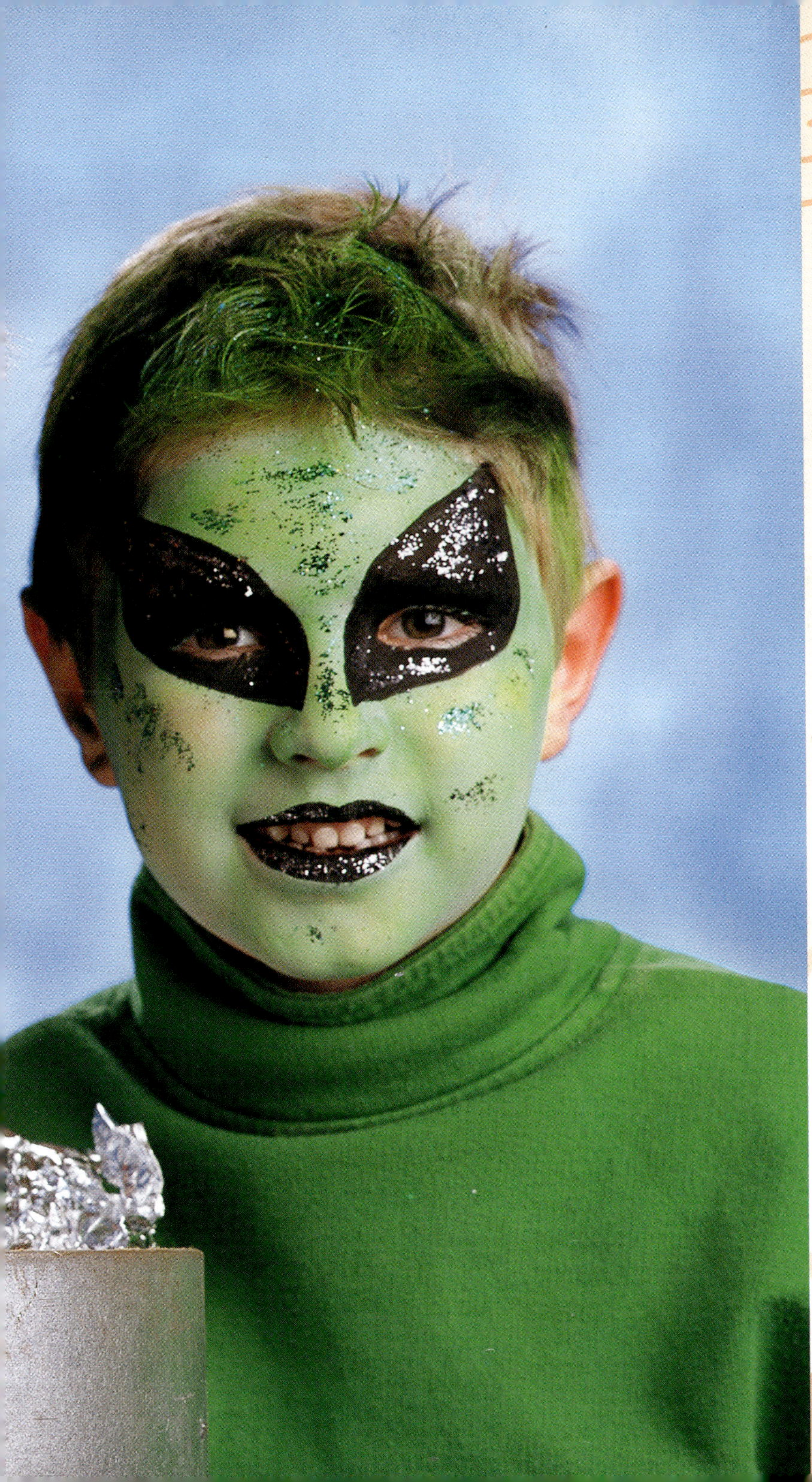

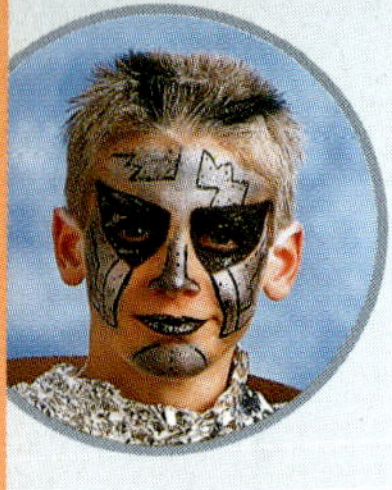

Robby, der Roboter

1. Tragen Sie um jedes Auge eine Dreiecksform mit einer langen Spitze nach außen mit dem Flach-Pinsel in Schwarz auf.

2. Schraffieren Sie mit einem Schwämmchen Perlglanz-Silber auf Stirn, Nase, Wangen und Kinn. Im gleichen Verfahren tragen Sie anschließend ganz dünn Schwarz darüber auf und darauf nochmals Perlglanz-Silber.

3. Dann zeichnen Sie mit dem Rund-Pinsel in beliebiger Anordnung die Umrisse gezackter und rechteckiger Felder in schwarzer Farbe. In derselben Farbe konturieren Sie Nase und Kinn und schminken die Lippen. Anschließend setzen Sie mit der dünnen Pinselspitze vorsichtig schwarze „Schrauben" in die umrandeten Felder und zeichnen sehr dünne, weiße Striche auf die einzelnen Felder. Zu dieser Maske passt am besten der so genannte Gunmetal-Glitzer. Zum Schluss färben Sie das Haar mit silberfarbenem und schwarzem Haarspray.

Unser Tipp
Eine runde Tonne aus festem Karton, aus der Sie zuvor zwei Löcher für die Arme ausgeschnitten haben, und eine Halskrause aus Staniol-Papier bzw. Alufolie ergeben eine stilechte, futuristische Rüstung für Ihren Roboter!

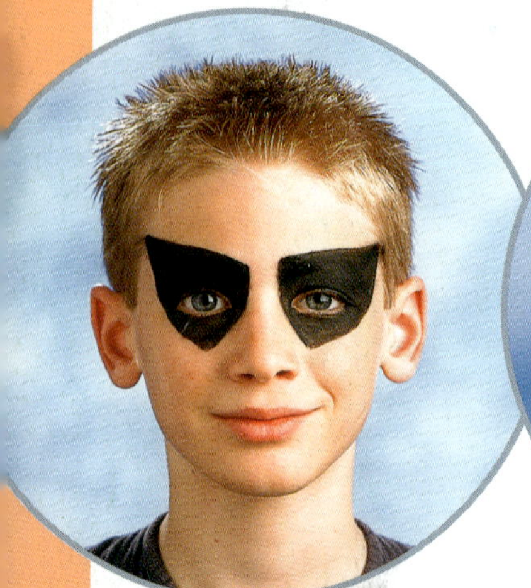

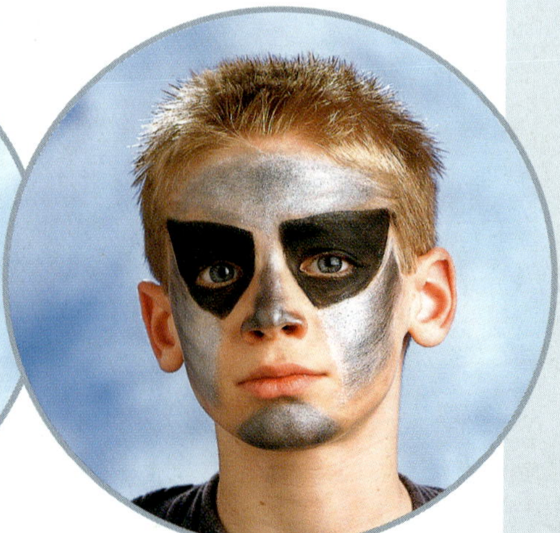

Material
- Wasserlösliche Schminkfarben: Schwarz, Perlglanz-Silber, Weiß
- Glitzer: Gunmetal
- Pinsel: Flach-Pinsel in Größe 16, Rund-Pinsel in Größe 1
- Schminkschwämmchen
- Haarspray: Perlglanz-Silber, Schwarz

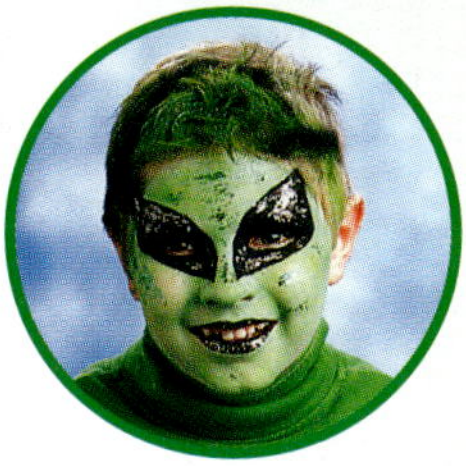

Allox, der Alien

1. Grundieren Sie das ganze Gesicht mit einem leicht feuchten Schwämmchen in Hexengrün und tupfen Sie sparsam etwas Gelb auf einige Stellen.

2. Dann tragen Sie mit dem Flachpinsel übergroße schwarze Augen auf.

3. Anschließend schminken Sie die Lippen mit dem Katzenzungen-Pinsel in Schwarz. Geben Sie reichlich smaragdgrünen und limettenfarbenen Glitzer auf die grün geschminkten Stellen, auf alle schwarzen Stellen tragen Sie groben Juwel-Glitzer rollend auf.
Zum Schluss färben Sie die Haare mit grünem und schwarzem Haarspray.

Unser Tipp
Selbstverständlich können Sie im zweiten Schritt die Augen auch mit einem Schwämmchen zeichnen. Beim Auftragen mit einem großen Flach-Pinsel entfällt jedoch das Konturieren, und Sie können die gewünschte Augenfläche präziser gestalten.

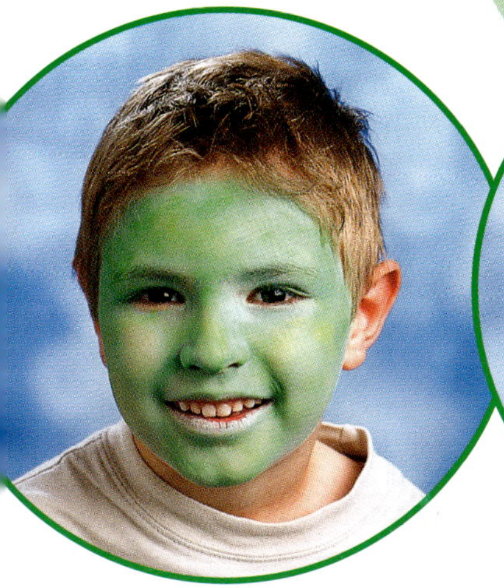

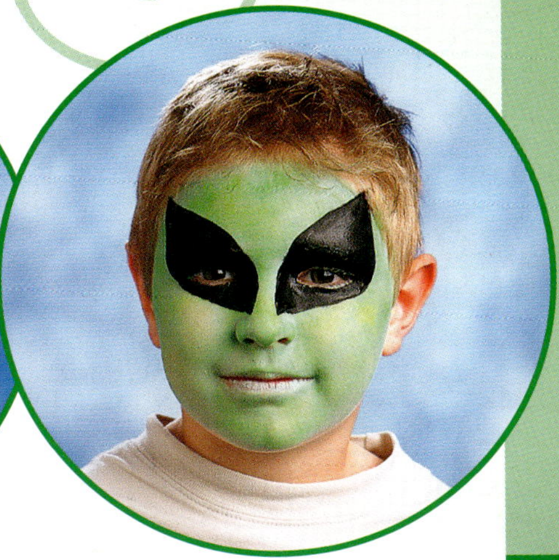

Material
- Wasserlösliche Schminkfarben: Hexengrün, Gelb, Schwarz
- Glitzer: Smaragdgrün, Limette, Juwel-Glitzer (grob)
- Pinsel: Flach-Pinsel in Größe 16, Katzenzungen-Pinsel in Größe 2
- Schminkschwämmchen
- Haarspray: Leucht-Color-Grün, Schwarz

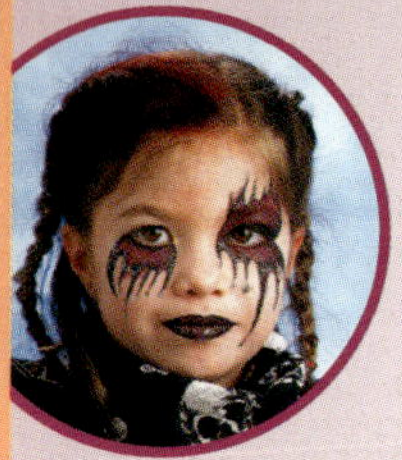

Pyra vom Planeten „Punk“

1. Färben Sie das Gesicht mit einem feuchten Schwämmchen in Hautfarben.

2. Mit einem mittleren Rund-Pinsel malen Sie auffällig große, gezackte Konturen in Schwarz um beide Augen. Achten Sie darauf, dass Sie im Inneren der Konturen genügend Platz für eine andere Farbe lassen.

3. Tragen Sie in die Zwischenräume mit einem dünnen Rund-Pinsel eine auffällige Farbe wie z. B. Fuchsiapink auf. Dann schminken Sie die Lippen ganz in Schwarz und streuen mit einem Pinsel groben Juwel-Glitzer auf die Spitzen der Konturen sowie auf die Lippen. Zum Schluss kolorieren Sie die Haare mit wasserlöslicher Farbe in Fuchsiapink (Vorsicht bei hellem, sehr strapaziertem Haar!) und streuen Glitzer darauf, der dann mit der Farbe antrocknet.

Unser Tipp
Normalerweise ist es einfach, eine getrocknete wasserlösliche Farbe mit einer anderen Farbe zu übermalen. Bei Schwarz empfiehlt es sich jedoch, die Fläche, die hell erscheinen soll, freizuhalten, um ein ungetrübtes Farbergebnis zu erhalten.

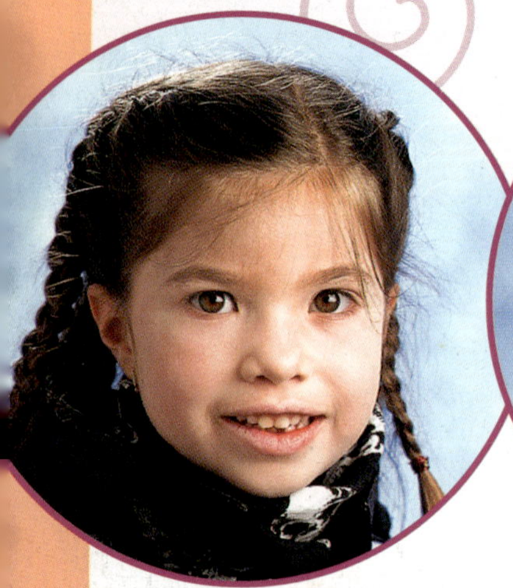

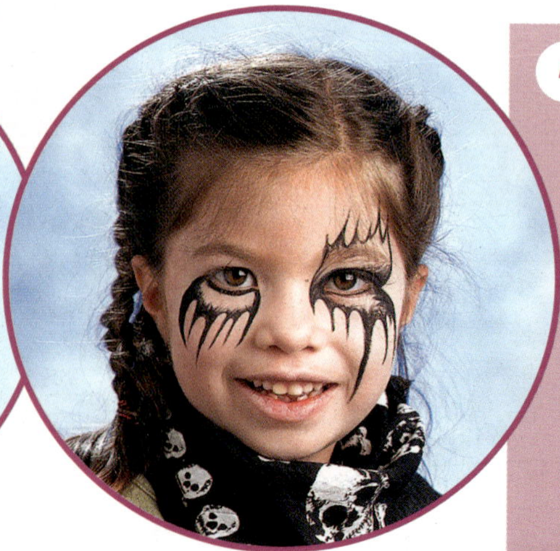

Material
- Wasserlösliche Schminkfarben: Hautfarben, Schwarz, Fuchsiapink
- Glitzer: Pink, Juwel-Glitzer (grob)

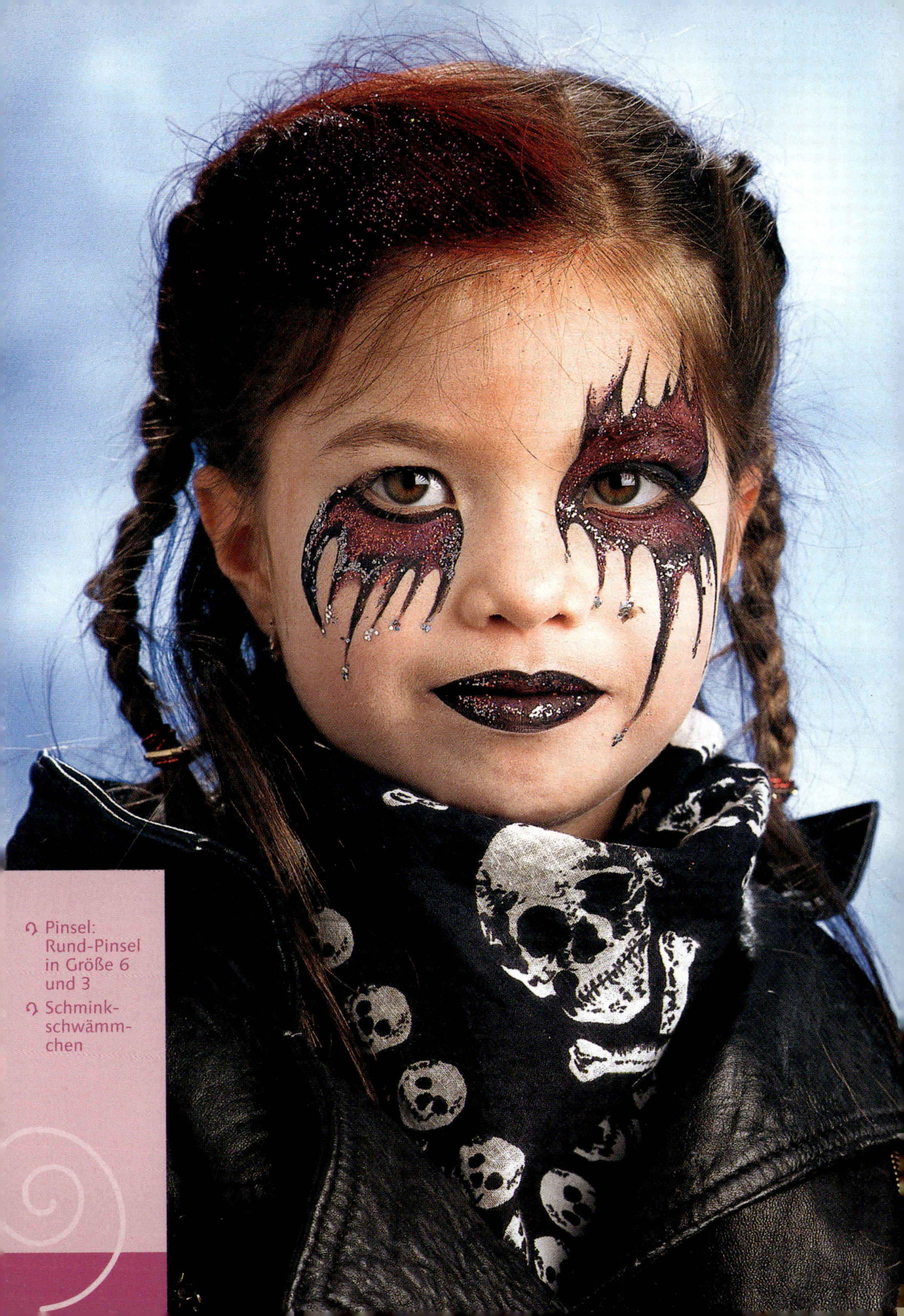

- Pinsel: Rund-Pinsel in Größe 6 und 3
- Schmink-schwämm-chen

Inhaltsverzeichnis